U0237215

中国医师协会超声医师分会指南丛书

中国腹部超声检查指南

中国医师协会超声医师分会　编著

人民卫生出版社
·北　京·

图书在版编目（CIP）数据

中国腹部超声检查指南 / 中国医师协会超声医师分会编著 . —北京：人民卫生出版社，2022.4（2024.7重印）

（中国医师协会超声医师分会指南丛书）

ISBN 978-7-117-32910-1

Ⅰ. ①中…　Ⅱ. ①中…　Ⅲ. ①腹腔疾病 – 超声波诊断 – 指南　Ⅳ. ①R572.04-62

中国版本图书馆 CIP 数据核字（2022）第 036388 号

| 人卫智网 | www.ipmph.com | 医学教育、学术、考试、健康，购书智慧智能综合服务平台 |
| 人卫官网 | www.pmph.com | 人卫官方资讯发布平台 |

中国腹部超声检查指南
Zhongguo Fubu Chaosheng Jiancha Zhinan

编　　著：中国医师协会超声医师分会
出版发行：人民卫生出版社（中继线 010-59780011）
地　　址：北京市朝阳区潘家园南里 19 号
邮　　编：100021
E - mail：pmph @ pmph.com
购书热线：010-59787592　010-59787584　010-65264830
印　　刷：北京华联印刷有限公司
经　　销：新华书店
开　　本：889×1194　1/32　印张：9.5
字　　数：245 千字
版　　次：2022 年 4 月第 1 版
印　　次：2024 年 7 月第 2 次印刷
标准书号：ISBN 978-7-117-32910-1
定　　价：59.00 元

《中国腹部超声检查指南》编写委员会

组　长

罗渝昆　中国人民解放军总医院第一医学中心

何　文　首都医科大学附属北京天坛医院

副组长

朱　强　首都医科大学附属北京同仁医院

聂　芳　兰州大学第二医院

王　辉　吉林大学中日联谊医院

郭燕丽　陆军军医大学西南医院

组　员（按姓氏笔画排序）

王学梅　中国医科大学附属第一医院

牛丽娟　中国医学科学院肿瘤医院

吕发勤　中国人民解放军总医院第三医学中心

刘明辉　中南大学湘雅二医院

严　昆　北京大学肿瘤医院

李志艳　深圳市第三人民医院

李建卫　福建省立医院

杨秀华　哈尔滨医科大学附属第一医院

内容提要

　　《中国腹部超声检查指南》由中国医师协会超声医师分会邀请国内多位知名腹部超声专家,经过多次讨论、反复推敲、认真修改,最终编写完成。本指南包括腹部各个系统脏器的解剖概要,涵盖了腹部各系统的诸多病种,重点阐述各类疾病的超声典型声像图特征、超声造影表现及超声鉴别诊断要点。本指南疾病种类丰富,重视超声检查规范和疾病诊断基础,图文并茂。同时,本指南力求章节编排便于读者阅读理解,编写过程注重基础理论与临床经验的交融,可作为腹部超声检查的规范性指导用书。

前　言

　　中国医师协会超声医师分会自 2007 年成立以来,认真贯彻"监督、管理、自律、维权、服务、协调"的宗旨,积极推进超声规范化工作,前后出版了《血管和浅表器官超声检查指南》(2011 年 6 月)《产前超声和超声造影检查指南》(2013 年 4 月)、《腹部超声检查指南》(2015 年 3 月)、《中国介入超声临床应用指南》(2017 年 4 月)《超声心动图检查指南》(2016 年 1 月),为规范超声医师的诊疗起到了积极的作用。

　　近年来,超声医学迅速发展,在临床上发挥着越来越重要的作用。中国医师协会超声医师分会于 2015 年出版了《腹部超声检查指南》,随着超声医学不断发展,临床实践经验的增多,以及超声造影和弹性成像等新技术在腹部超声检查中的广泛应用,指南丛书也需要进一步完善和充实。应广大超声医师要求,分会于 2019 年组织成立了《中国腹部超声检查指南》编写委员会,并于 2019 年 11 月在北京正式启动本书的编写工作。编写委员会由 23 位腹部超声界的知名专家组成。

　　在编写和修订《中国腹部超声检查指南》的过程中,编写委员会做了大量细致的工作,广泛征求意见,多次调研,结合国内外相关指南和文献,在前版的基础上,通过电子邮件、视频会议及现场会议等方式多次交流,对指南进行了反复的讨论和修改,形成了指南的初稿。在 2021 年 7 月召开了《中国腹部超声检查指南》修订研讨会,由超声医师分会领导班子及编写委员会对初稿进行了讨论,并提出修改意见,会后,编写委员会根据专家提出的意见和建议,又再次进行了修改。

　　历经 2 年多的时间,《中国腹部超声检查指南》终于面世,这是中国医师协会超声医师分会在推动中国超声事业发展过程中的又一贡献,相信本指南的推出一定会为广大超声医师规范腹部超声检查、提高诊疗水平作出贡献。在此,谨代表中国医师协会超声医师分会向编写委员会的各位专家、各位同仁表示衷心的感谢。

　　由于时间仓促,书中难免存在一些问题,欢迎广大读者提出宝贵意见,以便今后修订再版。

中国医师协会超声医师分会

何　文　罗渝昆

2021 年 11 月

目　　录

第一章 肝　　脏

第一节　概　　述

一、解剖概要

肝脏位于右上腹季肋部。第一肝门结构包括门静脉、肝动脉、胆管、淋巴管及神经；三支肝静脉汇合处为第二肝门；第三肝门为肝右后下静脉和尾状叶小静脉汇入下腔静脉。根据肝脏血管和韧带进行解剖学分区，目前统一采用 Couinaud 肝脏八段分区法（表 1-1-1）。

表 1-1-1　肝脏分段和解剖学标志

肝叶		Segment	肝段	解剖学标志
左肝	尾状叶	S1	尾状叶	静脉韧带、门静脉左支横部、下腔静脉
	分界标志：静脉韧带、门静脉左支横部			
	左外叶	S2	左外叶上段	门静脉左外上支
		S3	左外叶下段	门静脉左外下支
	分界标志：肝左静脉、门静脉左支矢状部、镰状韧带			
	左内叶	S4	左内叶	门静脉左内叶支
分界标志：肝中静脉（或胆囊与下腔静脉的连线）				

续表

	肝叶	Segment	肝段	解剖学标志
右肝	右前叶	S5	右前叶下段	门静脉右前下支
		S8	右前叶上段	门静脉右前上支
	分界标志:肝右静脉			
	右后叶	S6	右后叶下段	门静脉右后下支
		S7	右后叶上段	门静脉右后上支

二、肝脏超声检查内容

1. 肝脏位置、大小、形态和比例。

2. 肝脏实质　①回声水平及特征。②有无占位性病变及病变的位置和大小。病变与周围肝组织的界限是否清晰,有无包膜和包膜的完整性,内部回声水平,有无液化、钙化等,彩色多普勒血流成像(color Doppler flow imaging,CDFI)检查病变的血流情况和血供来源。

3. 肝内血管　血管走行、内径、血流速度、方向、频谱,血管腔内有无病变及有无异常交通支。

4. 肝内外胆道系统　胆管走行、内径、管壁结构和腔内回声。

5. 肝门部淋巴结　淋巴结有无肿大、淋巴结数目和回声。

三、超声仪器调节方法

1. 超声探头　常用凸阵探头,频率 3.0~5.5MHz。儿童或者病变部位较浅的患者可选用儿童专用探头或高频线阵探头。

2. 仪器调节

(1) 二维灰阶超声检查:选择预设的腹部检查条件。通过调节图像增益、动态范围、时间增益补偿、深度、焦点数量及焦点位置等,获得高分辨率、高清晰度,同时无伪像的肝脏灰阶图像。要求有效图像占画面的 2/3 以上,肝实质回声中等、前场和后场回声均匀一致,肝静脉、门静脉、胆管及胆囊管壁清晰,腔内为无回声。

(2) 多普勒检查:CDFI 取样框应小于有效画面的 1/3,彩色增益放在最敏感位置。频谱多普勒血流检查量程为 10~20cm/s,可根据不同的检查目标调节,以达到既能敏感显示血流又不出现彩色外溢的目的。

(3) 弹性超声检查:空腹 8~10h,应在超声造影之前进行。患者取平卧位,右臂抬高置于头上,在二维超声全面扫查肝脏的基础上,选择仪器预设的弹性检查条件,根据检查目的确定弹性检查区域的位置,弥漫性肝病检查常在 S5 及 S6 段进行,占位性病变以二维显示最清晰且不受心跳影响的部位为佳。检查时,探头垂直于体表,病灶与邻近肝实质在二维声像图上清晰显示,避开血管和钙化区域,让患者平静呼吸时屏住呼吸(非用力屏气),启动弹性成像,取样框用系统默认最大值(约 4cm×3cm)。当弹性图像稳定 5~6 帧时,冻结图像并存储测量。测量 ROI 直径 10~20mm,避开钙化及液化区域,存储并记录杨氏模量最大值(SWE_max)、最小值(SWE_min)、平均值(SWE_mean)及离散度(SWE_SD)。上述过程重复 3~5 次取平均值。弹性检查时稍用力压迫体表,有助于更佳质量图像的获取。

(4) 超声造影检查:在全面完成二维超声检查后,确定造影观察切面,调节超声造影条件,一般聚焦点选在观察病变的底部,调节背景亮度至刚刚显示膈肌和肝包膜轮廓为好。造影剂经上肢静脉团注,注射针口径≥20G。每次注射造影剂 1.5~2.4ml,随后立即用 5ml 生理盐水冲管。同时启动录像连续记录 90s 动态图像,继续间断观察至 6min。检查结束后保留静脉通路 30min 左右。

四、扫查方法与基本切面

1. 患者体位　检查时最常采用仰卧位,必要时配合左侧卧位、右侧卧位、坐位或半卧位检查。

2. 常用基本切面　①剑突下横切面。②剑突下纵切面。③肋下纵切面。④肋间斜切面。⑤肋缘下斜切面。

3. 扫查步骤　通常从肝左叶开始依次扫查(表1-1-2):

4. 图像存储基本要求

(1) CDFI:①肝左叶和门静脉矢状部图像(图1-1-1)。②第一肝门灰阶及CDFI图像(包括门静脉主干和胆总管长轴)(图1-1-2)。③门静脉右支与胆囊图像(图1-1-3)。④第二肝门的肝静脉和下腔静脉图像(图1-1-4)。⑤肝右叶与右侧肾脏图像。⑥肝脏病变不同切面的灰阶图像。⑦病变CDFI血流图像,必要时留存频谱多普勒图像。

表1-1-2　肝脏扫查顺序和观察内容

扫查切面	扫查方向和观察内容
剑突下横切	从上到下,观察胰腺和左肝
剑突下纵切	从左到右,观察左肝、肝内管道、腹主动脉及其分支,下腔静脉及其汇入支
肋下纵切	从左到右,观察第一肝门、胆囊、S5/S6的肝实质,肝肾对比情况
肋间斜切	从后向前,观察肝肾对比、S6/S7/S5/S8/S4的肝实质、肝右静脉、肝中静脉、第二肝门、门静脉右支、肝动脉和胆管,胆囊
肋缘下斜切	从左到右,观察左肝、右肝的肝实质和各管道结构,特别留意第二肝门

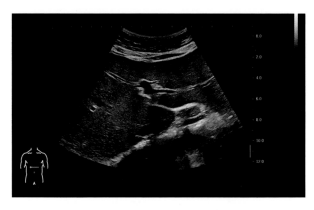

图1-1-1　门静脉矢状部灰阶超声图像

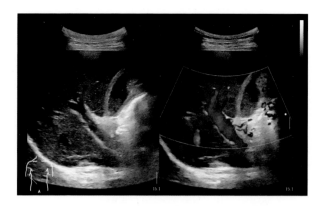

图 1-1-2　第一肝门结构灰阶及 CDFI 图像

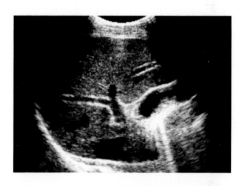

图 1-1-3　门静脉右支与胆囊灰阶超声图像

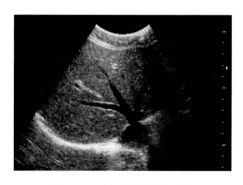

图 1-1-4　第二肝门肝静脉和
下腔静脉灰阶超声图像

（2）弹性超声:病变最大切面弹性超声图像。

（3）超声造影:病变最大切面超声造影动脉期、门脉期及延迟期图像。

五、肝脏测量

1. 肝右叶最大斜径(表 1-1-3)

表 1-1-3　肝脏测量参考值

部位	肝右叶最大斜径	肝左叶上下径	肝左叶前后径
参考值(成人)	10~14cm	≤9cm	≤6cm

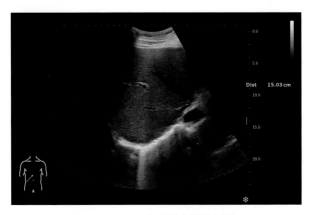

图 1-1-5　肝右叶最大斜径测量

（1）测量切面:肝右静脉和肝中静脉汇入下腔静脉的右肋缘下肝最大斜切面(图 1-1-5)。

（2）测量部位:将测量点分别置于肝右叶前、后缘包膜处,测量最大垂直距离。

2. 肝左叶前后径和上下径(表 1-1-3)

（1）测量切面:通过腹主动脉显示肝左叶矢状切面。

（2）测量部位:前后径测量时将测量点置于肝左叶前、后缘包膜处(包括尾状叶),测量最大垂直距离。上下径测量时将测量点置于左叶上、下包膜处(图 1-1-6)。

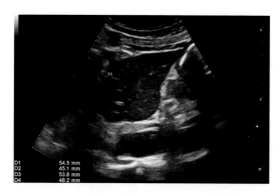

图 1-1-6　肝左叶前后径和上下径测量

第二节　肝脏弥漫性疾病

一、脂肪肝

　　轻度脂肪肝一般无症状,重度脂肪肝患者可出现肝大、肝区疼痛,更严重者可演变为肝硬化。

　　1. 超声典型声像图特征

　　(1) 发生部位:脂肪在肝内可呈弥漫性或局限性沉积。弥漫性脂肪肝可表现为右肝、左肝或者全肝弥漫性脂肪沉积。局灶性脂肪肝,局限性地沉积于某个肝叶或肝段,常位于胆囊旁、门静脉肝内分支周围及肝包膜下。

　　(2) 弥漫性脂肪肝的形态、回声特征:肝脏轻度或中度增大,肝缘较圆钝,近场回声细密、增强;远场回声衰减,程度微弱。肝肾回声反差增大,肝脏后方轮廓回声减弱。肝内门静脉和肝静脉走行常显示不清晰。根据二维超声表现,可将弥漫性脂肪肝分为三种程度。①轻度:肝脏大小正常,回声均匀、细密、轻度增强,远场衰减不明显,肝内管道走行及分布可见。②中度:肝脏大小正常或稍增大,回声中度增强、细密,远场可见轻度声衰减,肝内管道尚可见。③重度:肝脏增大,肝实质回声明显增强、细密,远场声衰减明显,肝内管道结构模糊不清。

（3）局灶性脂肪肝的形态、回声特征：局灶性脂肪肝可呈单发或多发，超声特征常表现为在胆囊旁、门静脉分支周围、肝包膜下的肝脏组织呈现局部高回声（图 1-2-1），可单发或多发，局灶性脂肪缺失常表现为低回声（图 1-2-2），无明显占位效应。累及整个肝叶或肝段的脂肪肝超声表现与弥漫性脂肪肝相似。

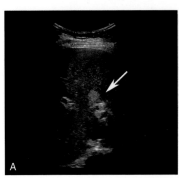 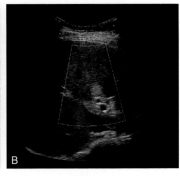

图 1-2-1　局灶性脂肪肝常规超声图像

A. 肝脏局灶性脂肪沉积表现为肝内稍高回声区域（箭头所示），边界清晰，形态较规则；B. CDFI 示结节内无明显血流信号

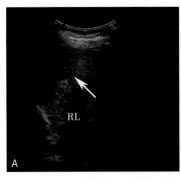 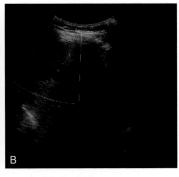

图 1-2-2　局灶性脂肪肝常规超声图像

A. 肝脏局灶性脂肪缺失表现为肝内低回声区域（箭头所示），边界清晰，形态较规则；B. CDFI 示结节内无明显血流信号，结节周边部可见少许点状血流

RL：肝右叶

（4）CDFI血流特征：弥漫性脂肪肝的门静脉与肝静脉管腔和走行往往显示欠清晰，在重度脂肪肝时尤为明显。局灶性脂肪肝内的血流信号往往较周围正常肝组织少。重度脂肪肝合并肝硬化时，门静脉增宽，门静脉流速减慢，低于15cm/s。

（5）超声造影表现：超声造影在局灶性脂肪肝的诊断和鉴别诊断中发挥重要作用，局灶性肝内脂肪沉积（图1-2-3）和脂

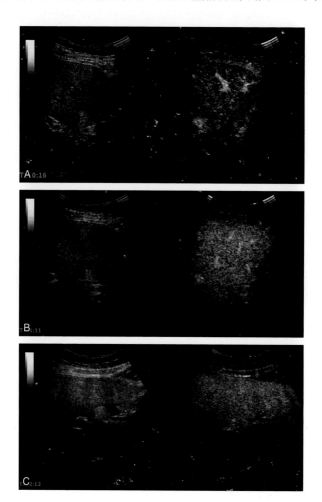

图1-2-3 肝局灶性脂肪沉积超声造影图像

A. 动脉期呈等增强；B. 门脉期呈等增强；C. 延迟期呈等增强

肪缺失(图 1-2-4)的超声造影典型表现为动脉期、门脉期和延迟期与周围肝组织均呈等增强。

2. 超声鉴别诊断要点

(1) 原发性肝癌:患者通常有乙型肝炎和慢性肝病的病史,肝实质回声增粗、不均匀,癌肿以低回声多见,部分病例肿

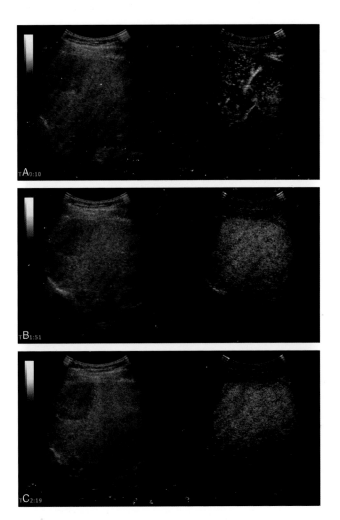

图 1-2-4　肝局灶性脂肪缺失超声造影图像
A. 动脉期呈等增强;B. 门脉期呈等增强;C. 延迟期呈等增强

瘤周边有低回声晕,占位效应明显,CDFI 表现为有明确、较丰富的血流。超声造影表现为动脉期高增强,门脉期或延迟期出现廓清等典型原发性肝癌的图像特征。

(2) 肝海绵状血管瘤:周边常有"浮雕征",病灶内有网格样结构。两者鉴别诊断困难时,超声造影可加以鉴别。超声造影多表现为动脉期周边结节状增强,呈向心性充填,延迟期呈高增强或等增强。

(3) 肝局灶性结节性增生:以等回声多见,病变中央有高回声的瘢痕、CDFI 观察到"轮辐样"血流形态可帮助鉴别诊断。超声造影表现为动脉期均匀性高增强,可见"轮辐样"的动脉血管,门脉期和延迟期呈等增强或高增强。

二、酒精性肝病

酒精性肝病是由于长期大量饮酒导致的肝脏损伤性疾病,肝脏代谢障碍,导致肝细胞变性和坏死。初期通常表现为脂肪肝,继而可发展为酒精性肝炎、酒精性肝纤维化,甚至酒精性肝硬化。

1. 超声典型声像图特征　根据肝脏损伤程度,超声表现可分为以下四种类型:

(1) 轻度酒精性肝病:无临床症状或较轻,声像图肝脏大小及内部回声基本正常。

(2) 脂肪变肝脏:体积一般无明显增大。超声表现类似脂肪肝,肝实质回声近场较细密,远场回声逐渐减弱;肝内管道结构较模糊。

(3) 酒精性肝病:肝脏增大,肝实质回声稍增粗,回声衰减不明显,肝内管道结构和彩色血流无明显改变。

(4) 酒精性肝硬化:肝内纤维组织增生明显,肝小叶被重新分隔。超声表现为肝大,肝实质回声增粗、增强,肝内管道结构尚可显示。

2. 超声鉴别诊断要点　超声诊断酒精性肝病需要声像图表现结合患者饮酒史和相关实验室检查做出判断。

三、急性肝炎

急性肝炎病程不超过 6 个月,临床多表现畏寒、发热、乏力、恶心、厌油、腹部不适、肝区隐痛等症状,黄疸型 2~8 天后出现巩膜、皮肤黄染,并逐渐加深。急性肝炎病理表现为肝大,表面光滑,镜下见肝细胞变性坏死,以气球样变最常见,肝细胞坏死可表现为单个或小群肝细胞坏死,伴局部以淋巴细胞为主的炎症细胞浸润。

1. 超声典型声像图特征

(1) 轻度急性肝炎常无明显异常表现。中重度急性肝炎肝脏略增大,肝实质回声均匀、减弱,若进一步发展,肝实质回声逐渐增强、增粗,回声分布不均匀。

(2) 部分患者可出现胆囊缩小,胆囊壁增厚、水肿而呈低回声,胆囊腔充盈不佳或胆囊腔内充满细点状回声。

(3) 肝内管道结构、走行清晰可见,门静脉内径无明显增宽,管壁回声稍增强和增厚。

(4) 脾脏可出现轻度增大。

(5) 部分患者肝门部可显示数目不等的椭圆形淋巴结。

2. 超声鉴别诊断要点　超声诊断急性肝炎需要在超声图像的基础上,结合相关实验室检查才能做出准确诊断。

四、慢性肝炎

慢性肝炎一般多由急性乙型肝炎、急性丙型肝炎久治不愈,病程超过 6 个月迁延而来。慢性肝炎传染性较强,分为慢性迁延性肝炎和慢性活动性肝炎。前者肝脏大小多正常,质地较软,镜下病变程度轻且无碎片状改变;后者肝脏体积增大,质地中等,镜下可见碎片状坏死。

1. 超声典型声像图特征

(1) 轻度慢性肝炎超声检查可无明显改变。

(2) 中度慢性肝炎肝脏可稍有增大或正常,轮廓清晰,包膜一般平整,部分中度慢性肝炎肝包膜不光整;肝实质回声增粗、增强;肝内管道走行多清晰可见。

（3）重度慢性肝炎肝脏大小一般正常,肝包膜欠光整,边缘变钝;肝实质回声增粗,分布欠均匀,门静脉和脾静脉内径增宽,血流速度减低;胆囊壁增厚,可呈双层改变;脾脏稍大。

（4）部分患者肝门部可显示数目不等的椭圆形肿大淋巴结。

2. 超声鉴别诊断要点　超声诊断慢性肝炎需要在超声图像的基础上,结合相关实验室检查,必要时结合超声引导下肝脏穿刺活检做出准确诊断,并判断慢性肝炎的程度。

五、血吸虫肝病

血吸虫肝病是血吸虫寄生在门静脉系统所引起的肝脏疾病,多数由皮肤接触含尾蚴的疫水而感染。急性期可有发热、肝肿痛、排脓血便、血液嗜酸性粒细胞明显增高等症状;慢性期以肝硬化、脾大为主。晚期以门静脉周围纤维硬化为主,可进展为门静脉高压、巨脾和腹水。

1. 超声典型声像图特征

（1）肝脏轻度增大,左叶显著;肝实质回声稍增强、增粗、分布不均匀;有时可有边界模糊、散在分布的低回声;脾脏体积增大;腹腔内淋巴结肿大。

（2）慢性血吸虫肝病早期肝脏体积增大,晚期时肝脏体积缩小,比例失调,左叶增大,右叶缩小。肝脏表面凹凸不平呈结节状。肝脏内部因门静脉及其分支的结缔组织增生程度不同可呈现出鳞片状、网格状、地图状回声增强(图1-2-5)。门静脉管壁增厚明显,内径通常不宽,甚至部分患者门静脉可变细、变窄。合并门静脉高压时,门静脉及其属支可有不同程度扩张。

（3）晚期超声表现为大量腹水,肝脏表面明显凹凸不平,肝包膜呈波浪状。脾脏增大,脾静脉增宽。晚期因门静脉高压,CDFI和频谱多普勒显示门静脉流速降低,血流反向,静脉

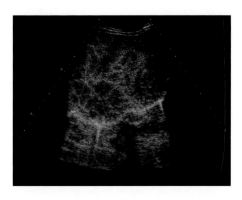

图 1-2-5　血吸虫肝病肝脏回声呈网格样、
地图样改变

曲张等。

2. 超声鉴别诊断要点

(1) 其他弥漫性肝病：血吸虫肝病与酒精性肝炎、肝淀粉
样变性、急慢性肝炎等肝脏弥漫性肝病鉴别时，需结合相关病
史(如有无接触疫水)和实验室检查。

(2) 原发性肝癌：当肝血吸虫病中肝纤维化呈粗网格样
时，可在高回声的网格中形成低回声样的假性占位，易误诊为
肝癌，但肝癌结节呈低回声者，周边可见晕环，CDFI 和频谱多
普勒显示结节周边探及动脉血流，超声造影呈"快进快出"的
典型表现。

六、华支睾吸虫肝病

华支睾吸虫肝病又称肝吸虫病，食用未煮熟的含有华支
睾吸虫囊蚴的淡水鱼、虾易感染。主要病理改变为肝内胆管
有不同程度的扩张，管壁增厚，周围存在炎症，邻近的肝细胞
有脂肪变性和局灶性坏死等。部分患者出现食欲不振、轻
度腹泻、肝大等表现；重症患者可有慢性胆管炎、胆囊炎等
症状。

1. 超声典型声像图特征　肝脏轻度增大，左叶显著。肝

实质回声稍增高、密集,分布不均匀。肝内胆管出现不同程度增宽或局限性扩张,胆管壁增厚。晚期可见胆囊壁增厚和腹水。

2. 超声鉴别诊断要点　华支睾吸虫肝病具有地域性,患者有明确的疫水接触史,结合超声特征性的肝脏胆道系统的表现,应考虑本病的可能。但是需要与胆道炎症和胆道蛔虫症相鉴别。

七、肝硬化

肝硬化是以肝组织弥漫性纤维化、假小叶和再生结节为组织学特征的慢性进行性疾病,是肝纤维化的终末阶段。代偿期大部分患者无症状或症状较轻。肝功能实验室检查正常或轻度异常。失代偿期患者主要出现肝功能减退和门静脉高压两类临床症状。

1. 超声典型声像图特征

(1) 早期肝硬化:肝脏增大,肝实质回声稍增粗、密集、分布较均匀,包膜尚光整。肝动脉、肝静脉、门静脉的结构、内径和血流频谱无明显改变。脾脏一般不增大。

(2) 典型肝硬化表现

1) 左内叶、右叶萎缩,尾状叶和左外叶增大,尾状叶增大明显时可使肝门右移。肝脏包膜凹凸不平,可呈波浪状、锯齿状等。

2) 肝实质回声增粗、分布不均。再生结节明显时,肝内可见大小不等的圆形或类圆形稍高回声或低回声结节,直径通常为 0.1~0.5cm,部分结节可超过 1cm。

3) 门静脉主干及其属支出现不同程度扩张,通常主干内径 >1.4cm。

4) CDFI 显示门静脉主干及其分支血流颜色变淡,门静脉主干可呈双向血流。脉冲多普勒显示门静脉血流速度减慢,峰值流速低于 15~20cm/s(图 1-2-6)。门静脉主干可见血栓形成,内部多无血流信号。门静脉主干栓塞后,侧支循环形成,表现

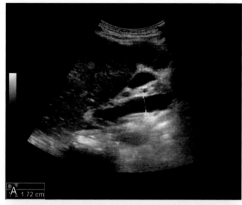

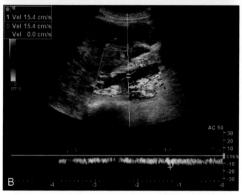

图 1-2-6 门静脉及其属支扩张常规超声图像

A. 显示门静脉高压,内径增宽;B. 频谱测量流速
正常低值 15cm/s

为门静脉海绵样变,灰阶超声表现为沿着门静脉走行的蜂窝状结构,频谱多普勒显示流向肝内的静脉血流信号(图 1-2-7)。

5)脾脏体积增大,厚度 >4cm,长度 >12cm。脾门区脾静脉增宽,脾包膜回声增粗增高,实质回声一般无明显改变,晚期稍增高。

6)胆囊壁水肿,超声表现为"双边征";增厚明显时,可显示为高低回声相间的多层结构。

7)晚期可出现腹水。

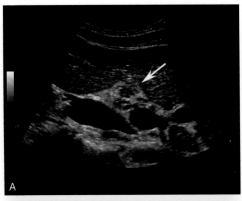

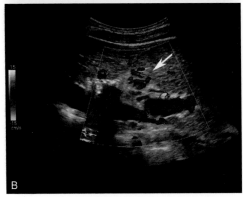

图 1-2-7　门静脉海绵样变常规超声图像

A. 沿门静脉走行的蜂窝样结构(箭头所示);B. CDFI
示流向肝脏的静脉血流信号(箭头所示)

2. 超声鉴别诊断要点

(1) 原发性肝癌:肝硬化的再生结节与弥漫性肝细胞肝癌
难以鉴别,与原发性肝癌典型的动脉期高增强、门脉期和延迟
期出现廓清不同,肝硬化结节的超声造影表现为动脉期等增
强或低增强,门脉期和延迟期等增强。

(2) 门静脉癌栓和门静脉血栓:超声造影时肝硬化门静脉血
栓内部在动脉期、门脉期和延迟期均没有增强,而癌栓常表现为
动脉期快速高增强,门脉期和延迟期有廓清(图 1-2-8、图 1-2-9)。

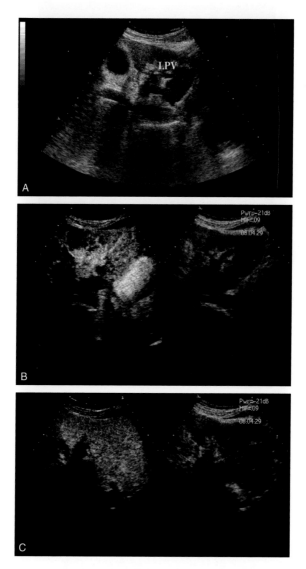

图 1-2-8　门静脉癌栓灰阶及超声造影图像

A. 门静脉左支（LPV）内实性低回声充填；B. 门静脉左支内实性减弱回声动脉期快速高增强；C. 门静脉内减弱回声延迟期廓清

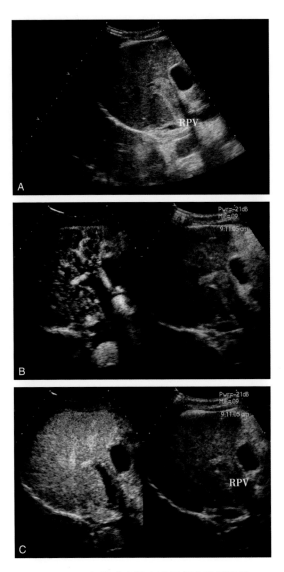

图 1-2-9 门静脉血栓灰阶及超声造影图像

A. 门静脉右支(RPV)内实性低回声充填;B、C. 门静脉
右支内减弱回声动脉期、延迟期均呈无增强

第三节　肝血管瘤

肝血管瘤是肝脏最常见的良性肿瘤,其中以海绵状血管瘤多见。可以单发、多发,肿瘤大小不等。血管瘤通常生长缓慢,大部分无明显临床症状,瘤体较大时可出现上腹部不适等症状。

1. 超声典型声像图特征

(1) 发生部位:可以发生在肝脏的任何部位,其中以肝包膜附近或血管旁多见。

(2) 形态:多数病变为形态规则的圆形或椭圆形,边界清楚(图 1-3-1A)。

(3) 回声特征:病变以高回声为主,内部可呈网格样改变,回声较均匀,当病变较大并发生继发的病理改变,例如坏死、玻璃样变性等时,病变内部回声表现多样,不均匀。

(4) 彩色血流特征:通常在病变周围可以观察到血流信号(图 1-3-1B),病变内部通常无明显血流信号。此外,在肝脏弥漫性病变时,例如脂肪肝、肝硬化,血管瘤的回声情况表现多样,可以是高回声,也可以是等回声及低回声(图 1-3-2)。

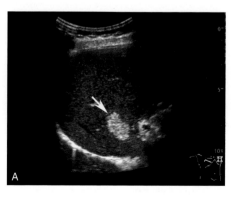

图 1-3-1　高回声肝血管瘤常规超声图像

A. 肝脏内高回声结节(箭头所示),边界清楚,形态规则

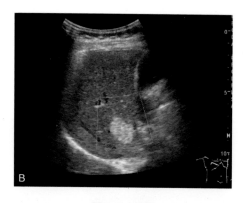

图 1-3-1(续)

B. CDFI 示结节内无明显血流信号,结节周边部可见血流

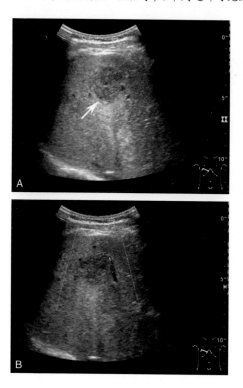

图 1-3-2　低回声肝血管瘤常规超声图像

A. 肝内可见低回声结节(箭头所示),边界清楚,形态规
则;B. CDFI 示结节周边可见少许血流

(5) 超声造影：动脉期自周边快速或同步的环状或结节样增强，并向病灶中心逐渐灌注(图 1-3-3)，灌注时间可以为数秒钟或持续数分钟。门脉期和延迟期可部分或全部灌注，呈等增强或高增强(图 1-3-3)。

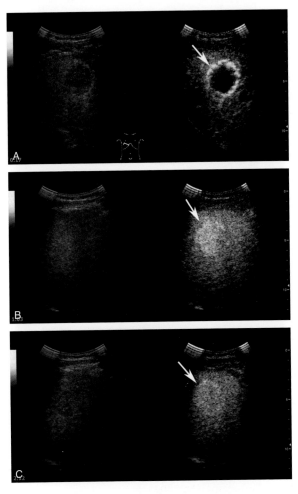

图 1-3-3　肝血管瘤超声造影图像

A. 动脉期结节呈自周边开始环状、结节样增强(箭头所示)；B. 门脉期结节全部增强，与结节周围肝组织相比呈均匀高增强(箭头所示)；C. 延迟期消退缓慢，与结节周围肝组织相比仍表现为均匀高增强(箭头所示)

2. 超声鉴别诊断要点

（1）原发性肝癌：患者通常有乙型肝炎和慢性肝病的病史，肝实质回声增粗、不均匀，癌肿以低回声多见，部分病例肿瘤周边有低回声晕，CDFI 表现明确、较丰富的血流。

（2）肝局灶性结节性增生：以等回声多见，病变中央有高回声的瘢痕以及 CDFI 观察到轮辐样血流形态对于鉴别诊断具有价值。

（3）肝局灶性脂肪沉积：通常发生在有脂肪肝的背景下，多数病变形态不规则，边界欠清，无包膜。超声连续扫查时无明显占位效应，CDFI 无明确血流。

第四节　肝脏局灶性结节性增生

肝脏局灶性结节性增生为良性非肿瘤性病变，较少见。目前多认为 FNH 是肝脏先天性动脉血管畸形的增生性反应，主要病理特征为病灶中央有星形瘢痕伴放射状纤维分隔，呈结节状，无恶变倾向。多数患者无临床症状和体征，极少数患者肝区有轻微触痛和叩击痛。

1. 超声典型声像图特征

（1）发生部位：可发生于肝脏任何部位。

（2）形态：形态欠规则，边界清晰，多无包膜。

（3）回声特征：稍低回声或等回声，很少为高回声，病灶中心常可见细条索样高回声，向周围呈放射状分布。因病灶挤压周围肝组织及血管，可观察到低回声晕，需要与肝癌的假包膜鉴别（图 1-4-1A）。

（4）CDFI 特征：因 FNH 属于富血供病变，90% 以上的病灶血流丰富，部分可见由病灶中央轮辐状血流信号，病灶周围可见粗大供血动脉（图 1-4-1B）。

（5）超声造影：动脉期可见造影剂从中央向周围呈放射状增强，或快速整体增强，门脉期及延迟期为高增强或等增强，部分"中央瘢痕"处可见低增强或无增强区（图 1-4-2）。

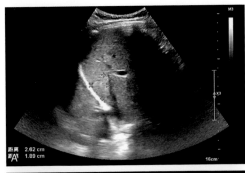

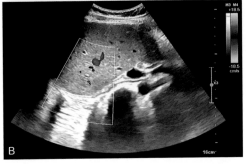

图 1-4-1 肝脏局灶性结节性增生常规超声图像

A. 肝右叶低回声病变中央为轮辐状高回声,边界清楚,周边可见低回声晕;B. CDFI 示结节内无明显血流信号,结节周边可见粗大供血动脉

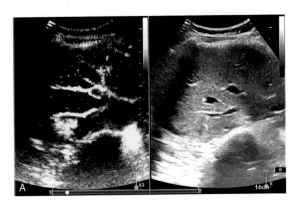

图 1-4-2 肝脏局灶性结节性增生超声造影图像

A. 肝右叶不均质稍低回声结节动脉期造影剂快速由中心呈放射状向周围完全增强,周边可见粗大供血动脉

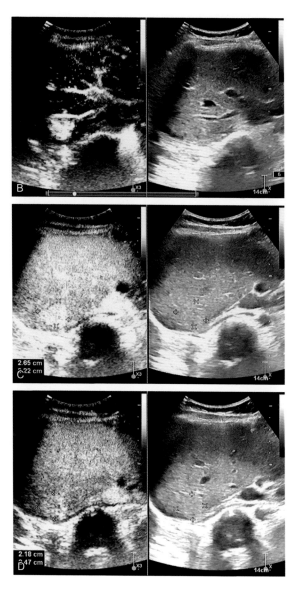

图 1-4-2（续）

B. 肝右叶不均质稍低回声结节动脉期造影剂快速由中心呈放射状向周围完全增强，周边可见粗大供血动脉；C、D. 门脉期及延迟期病灶内呈稍高增强，中央瘢痕处局部呈小片样低增强区

2. 超声鉴别诊断要点 常规超声可依据病灶内放射状、条索样强回声,以及"星状"彩色血流等特异性表现,将其与肝癌、肝血管瘤、肝腺瘤等鉴别,超声造影可提高鉴别诊断的准确性。

第五节 肝细胞腺瘤

肝细胞腺瘤是一种较少见的良性肿瘤,具恶变倾向。单发或多发,直径 1~20cm,好发于青壮年。病变较小时常无明显临床表现,当肿瘤直径增至 8~10cm 以上时,可压迫周围脏器,出现右上腹胀痛等;瘤内出血时,多为急性腹痛。病理改变主要为肝细胞瘤样增生,周边可见较薄或不完整的包膜。

1. 超声典型声像图特征

(1) 形态:呈类圆形或椭圆形,肝脏可有局限性增大,位于肝表面者可向外隆起。病灶边界清晰光滑,但一般无完整包膜。

(2) 回声特征:较小的腺瘤为较均匀或不均匀的低或稍高回声,较大的腺瘤内常伴出血、坏死和液化,瘤体内出现不规则高回声、无回声区,构成混合回声结构(图 1-5-1A)。

(3) 彩色血流特征:肝腺瘤的血供较丰富,病灶内部及周边可见线状或分枝状血流信号(图 1-5-1B)。较大病灶周边可探及粗大迂曲的动脉血流进入病灶内,且阻力指数(resistance index,RI)<0.60。

(4) 超声造影:肝腺瘤动脉期为均匀快速高增强,动脉早期可显示瘤周的滋养血管,呈环状伸入病灶内部,与 FNH 灌注方向相反。病变较大时动脉期可见无增强区。门脉期及延迟期表现为持续高或等增强,少部分病变延迟期造影剂逐渐廓清,表现为低增强(图 1-5-2)。

2. 超声鉴别诊断要点

(1) 小的肝腺瘤多呈边界清楚的类圆形病变,需与肝脏局灶性结节性增生相鉴别;肝腺瘤内无中央动脉血流显示,肝脏

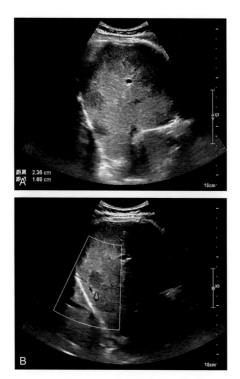

图 1-5-1　肝细胞腺瘤常规超声图像

A. 肝左外叶低回声结节,内可见条索状稍高回声,边界清晰;B. CDFI 示其内可见点状血流信号

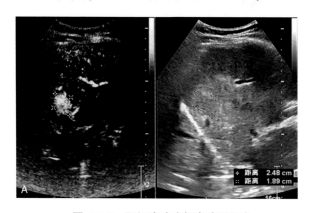

图 1-5-2　肝细胞腺瘤超声造影图像

A. 动脉期病变快速增强,病灶周边有灌注的环状高回声并伸入病灶内部

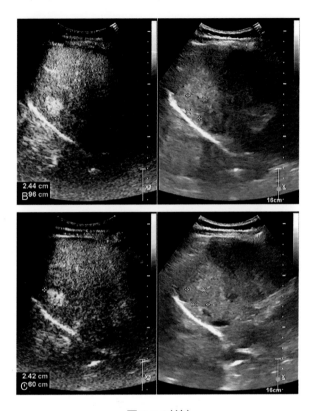

图 1-5-2(续)

B. 门脉期始终呈高增强;C. 延迟期始终呈高增强

局灶性结节性增生病灶内部可见中央瘢痕,内部可探及轮辐状彩色血流。

(2) 大的肝腺瘤形态多不规则,需与肝癌鉴别,在难以确诊或高度怀疑恶性肿瘤时,可采用超声造影进行鉴别诊断。

第六节　肝血管平滑肌脂肪瘤

肝血管平滑肌脂肪瘤是一种少见的间叶组织肿瘤,一般病史较长。由血管、平滑肌和脂肪三种成分构成。临床上可无任何不适,肿瘤增大后可表现出右上腹部不适、疼痛等。

1. 超声典型声像图特征

(1) 形态:边界清晰,形态规则,圆形或椭圆形。

(2) 回声特征:均匀或不均匀高回声,因瘤内血管、平滑肌、脂肪组织成分的构成比例不同,决定了声像图表现的多样性:瘤内血管和脂肪成分含量多,常表现为高回声;平滑肌成分多,则会表现为低回声;若各种成分比例相近,则表现为混合性回声(图1-6-1A)。

(3) CDFI特征:多表现为富血供,在肿瘤内部及周边可检测到动脉血流,内部可见短束状血流信号,无明显规律,同时大部分病灶周边可见血流信号(图1-6-1B)。

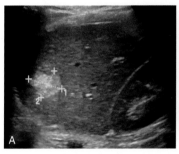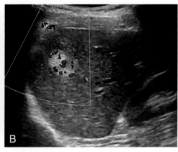

图1-6-1　肝血管平滑肌脂肪瘤常规超声图像

A. 右肝内高回声结节,边界尚清,形态欠规则;B. CDFI示病灶内部及周边较丰富血流信号

(4) 超声造影:多数病例动脉期表现为整体均匀或不均匀高增强,门脉期及延迟期多呈等增强或高增强(图1-6-2)。

2. 超声鉴别诊断要点

(1) 肝细胞癌:多有乙肝或丙肝病史,同时伴有AFP升高,多伴有肝硬化,病灶多表现为低回声,可有假包膜,超声造影可见"快进快出"表现。

(2) 肝血管瘤:病变为稍高回声病灶,内可呈网格样,边界清晰,内部不易探及血流。

(3) 肝脏局灶性结节性增生:病灶内部可见中央瘢痕,并可探及轮辐状彩色血流。

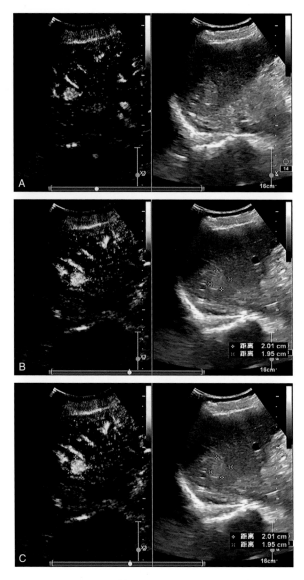

图 1-6-2　肝血管平滑肌脂肪瘤超声造影图像

A. 动脉期造影剂呈快速不均匀高增强；B、C. 门脉期及延迟期呈高增强

第七节 原发性肝癌

原发性肝癌主要包括肝细胞癌、肝内胆管细胞癌和混合型三种类型。

一、肝细胞癌

肝细胞癌占原发性肝癌的90%以上,多数患者早期无典型症状,中晚期多以肝区疼痛、消瘦乏力、腹部包块、黄疸等为主要表现。80%患者常伴肝硬化表现。肝细胞癌大体分三型。①块状型:肝内单发的病灶,肿块直径≥5cm,直径>10cm者称为巨块型。②结节型:肝内多发的结节样病灶,每个癌结节<5cm。③弥漫型:癌结节<1cm,数目众多且弥漫性分布于整个肝脏。此外,存在直径<3cm的单发结节或2个结节直径之和<3cm的结节称为小肝癌。

超声典型声像图特征如下:

(1) 部位:肝细胞癌可以发生在肝脏的任何部位。

(2) 形态:多数病变为形态规则的圆形、类圆形或不规则形团块,大多数癌结节具有完整的包膜,边界清楚,少数癌结节可无包膜,与周围组织界限不清(图1-7-1)。

(3) 回声特征:肝实质内单发或多发的肿块,肿块内部回声复杂,可表现为不均匀低、等、高回声或混合回声,分为三种类型。

1) 巨块型肝癌:肿块内多呈高回声,粗而不均匀,高回声中多见不均质低回声,部分可见坏死性液化腔,有时瘤内可见"块中块"表现。

2) 结节型肝癌:肿块内部回声多样,直径较小者癌结节以低回声多见,而较大的癌结节多呈混合回声或高回声,部分癌结节中心液化坏死则中心呈不规则无回声,肿块周围可见薄的低回声晕环,此外部分癌结节周围可伴有侧方声影,后方回声可有轻度增强。

3) 弥漫型肝癌:肝实质回声不均匀,可见团状或斑片状

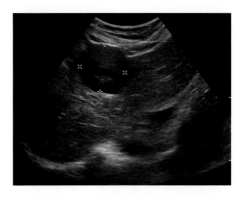

图 1-7-1　肝细胞癌灰阶超声图像

病灶呈低回声,内回声不均匀,向肝被膜外凸出

高回声弥漫而不均匀分布于肝实质内,有时可见低回声结节混合在高回声区内,部分小高回声结节周围可见低回声晕环。

(4) 大多数肝细胞癌常伴肝硬化声像图表现。此外,除肿瘤直接征象外,亦可见门静脉、肝静脉或胆管内癌栓,肝内胆管受压,腹腔及腹膜后淋巴结增大等间接征象。

(5) 彩色血流特征:多数肝癌结节周围可见血管包绕,结节内可见丰富的彩色血流信号,分布呈线状、点状或树枝状;少数肝癌结节周围仅见血管包绕或无彩色血流,癌结节内部仅见点状或片状血流信号(图 1-7-2)。

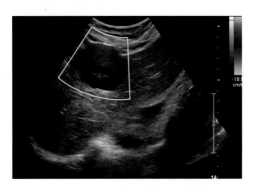

图 1-7-2　肝细胞癌 CDFI 图像

CDFI 显示癌结节内部及周边未见明显血流信号

（6）超声造影：表现为"快进快出"，即注射造影剂后动脉期病灶呈均匀或不均匀高增强，门脉期或延迟期呈低增强（图 1-7-3）。

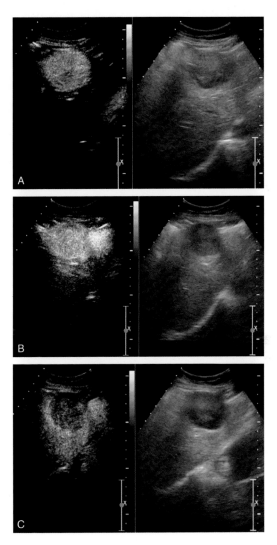

图 1-7-3 肝细胞癌超声造影图像
A. 动脉期呈不均匀高增强；B. 动脉期 16s 达峰；C. 门脉期造影剂消退呈低增强

二、肝内胆管细胞癌

肝内胆管细胞癌起源于二级胆管及二级以上的肝内胆管上皮细胞,较肝细胞癌少见,占原发性肝癌的 10%~15%。常见病因为肝胆管结石,常不伴肝硬化,偶有胆汁性肝硬化。起病隐匿,早期无明显症状,部分表现为上腹疼痛、消化道症状、黄疸、发热等。本病好发于中老年患者,50~60 岁多见,男性发病率高于女性。

1. 超声典型声像图特征

(1) 部位:可发生于肝脏的某一叶或一段。

(2) 形态:肝内较大的实性肿块,形态多不规则,边界欠清。

(3) 回声特征:病灶以实质性低回声为主,也可呈高回声或等回声,分布不均匀。肝内局部区域的胆管内径增宽,部分病例可不出现胆管扩张(图 1-7-4)。

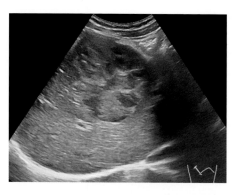

图 1-7-4　肝内胆管细胞癌灰阶超声图像

肝右叶见较大混合回声,形态不规则,边界欠清

(4) 彩色血流特征:胆管细胞癌大部分为乏血供,CDFI 可显示肿块内零星分布的点状血流信号(图 1-7-5)。

(5) 超声造影:动脉早期病灶呈周边环状增强或整体高增强,门脉早期病灶内造影剂消退呈低增强(图 1-7-6)。

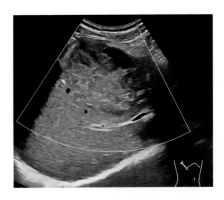

图 1-7-5 肝内胆管细胞癌 CDFI 图像

CDFI 显示病灶周边可见点状血流信号

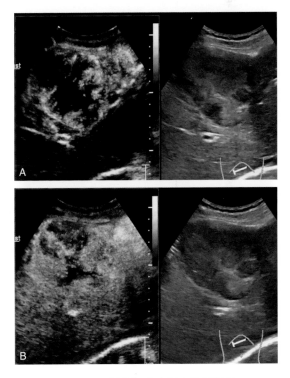

图 1-7-6 胆管细胞癌超声造影图像

A. 造影剂注入 14s 周边不规则环状增强;B.35s 病灶内造影剂开始消退呈低增强

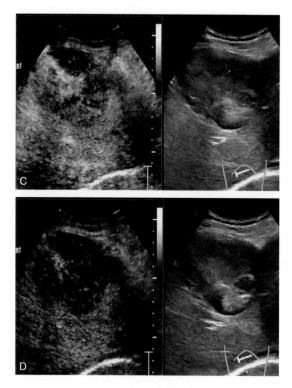

图 1-7-6(续)

C、D. 门脉期及延迟期造影剂持续消退呈低增强

2. 超声鉴别诊断要点

（1）肝血管瘤：低回声肝血管瘤周边回声增强，内部可呈网格样改变，回声较均匀；高回声肝血管瘤边缘清晰，内部呈筛网状，超声造影有助于鉴别。

（2）肝脏局灶性结节性增生：以等回声多见，病变中央有高回声瘢痕，CDFI示轮辐状血流有鉴别诊断价值。

（3）肝脓肿：肝脓肿周围常见炎症反应，呈环状，回声由高到低，超声造影显示蜂窝状增强，具有鉴别意义。同时结合临床病史可进行鉴别诊断。

（4）转移性肝癌：有些转移性肝癌具有特殊声像图表现，

如"牛眼征"多为胃肠道癌的肝转移,有些转移性肝癌与原发性肝癌鉴别较困难,可根据病史、症状、体征及相关辅助检查加以鉴别。

第八节　转移性肝癌

转移性肝癌早期可无明显症状和体征,肿瘤发展至较大或者数目较多时,除原发性肿瘤症状外,可表现为肝大、肝区扪及结节、肝区疼痛、明显消瘦、黄疸等,部分可见腹腔积液。

1. 超声典型声像图特征

(1) 发生部位:转移性肝癌可发生于肝脏的某一叶或全肝。

(2) 形态:肝内多发的圆形或类圆形的结节,边界清楚,形态规则,各癌结节大小较为均一(图 1-8-1)。

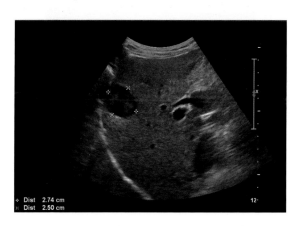

图 1-8-1　转移性肝癌灰阶超声图像

肝内低回声结节,内回声不均匀,边界清,周边见低回声晕

(3) 回声特征:常表现为肝内单发或多发高回声、等回声、低回声或混合回声的结节及肿块,部分包膜清晰。高回声型结节或肿块周围往往伴有弱回声晕。当其较宽而均匀时,整个肿块则呈现中央高回声,边缘有一环状低回声区,为"环靶

征",也称为"牛眼征",在肝转移瘤中常见。低回声型结节或肿块多见于较小的转移瘤,与正常肝组织界限清晰,内部回声可均匀,也可表现为低回声区中心出现疏密不等的点状及片状高回声。混合型肿块内部回声强弱不等,或在肝内同时出现高回声及低回声转移灶。此外转移性肝癌一般无肝硬化表现。

(4) 彩色血流特征:转移性肝癌病灶内可见彩色血流信号,但血供较原发性肝癌少,通常表现为点片状彩色血流信号;部分转移性肝癌周围可见血管包绕但内部却无血流信号(图 1-8-2)。

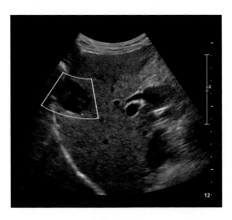

图 1-8-2　转移性肝癌 CDFI 图像

结节周边可见点状血流信号而内部无明显血流信号

(5) 超声造影:表现为"快进快出",病灶于动脉期呈快速环状增强,峰值时常呈环状高增强,消退的时间比原发性肝癌早,常在动脉晚期或门脉早期即呈低增强改变(图 1-8-3)。

2. 超声鉴别诊断要点

(1) 原发性肝癌:患者通常有肝硬化病史,肝实质回声增粗、不均匀,癌肿多以低回声多见,部分病例肿瘤周边有低回声晕,CDFI 表现为有明确、较丰富的血流,超声造影表现为"快进快出"的特征,此外可根据相关继发性声像图改变、病史

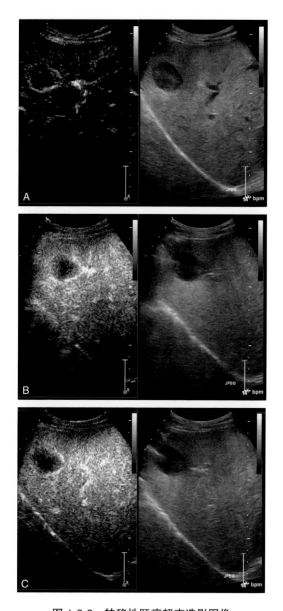

图 1-8-3 转移性肝癌超声造影图像

A. 造影剂注入后 13s 呈环状高增强;B.46s 病灶内造影
剂消退呈低增强;C. 门脉晚期及延迟期病灶内造影剂
持续消退呈更低增强

及其他相关实验室检查加以鉴别。

（2）肝囊肿：部分内部坏死明显的转移癌与肝囊肿相似，囊肿壁薄且无强化，以此可鉴别。

（3）肝脓肿：肝脓肿患者可有发热、腹痛等症状，超声造影显示无增强或蜂窝状增强改变，具有鉴别意义。

第九节　肝　囊　肿

肝囊肿是肝内最为常见的占位性病变，可分为潴留性和先天性两大类。潴留性肝囊肿由于肝内小胆管慢性、不完全性阻塞，常因炎症、结石阻塞或瘢痕收缩等所致，囊内多含一定浓度的胆汁；先天性肝囊肿常为多发，囊内不含胆汁。一般小的肝囊肿多无症状，当囊肿较大压迫周围组织时，可出现上腹胀满感或隐痛。当囊肿合并出血或感染时，可有发热畏寒等炎症表现。

1. 超声典型声像图特征

（1）典型肝囊肿，呈边界清晰的圆形或椭圆形，囊壁薄而清晰，内部均匀无回声，后方回声增强，可伴侧方声影，囊壁无彩色血流信号（图 1-9-1、图 1-9-2）。

（2）多房性肝囊肿囊腔内可见多条高回声分隔。

（3）肝脏形态大小一般无明显变化，较大肝囊肿可致肝脏变形，位于肝包膜下者可致肝包膜局限性隆起。

（4）当囊肿合并感染、出血时，囊腔内可见漂浮的密集点状低回声，囊壁厚，边缘不光滑。

2. 超声鉴别诊断要点

（1）肝内正常管道横切面：结合纵切面可见其两端与肝内相应管道连续。

（2）肝内局灶性低回声占位：如肝内良性小血管瘤、肝癌或转移瘤等，在二维灰阶超声上难以鉴别时，需结合 CDFI 或能量多普勒进行鉴别，或采用超声造影及其他影像学检查方法进行鉴别诊断。

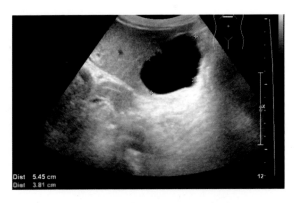

图 1-9-1 肝内多发囊肿灰阶超声图像

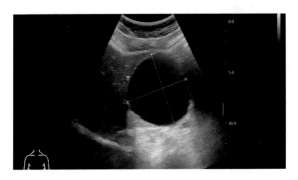

图 1-9-2 肝内多发囊肿灰阶超声图像

　　(3) 肝脓肿与感染的肝囊肿:囊壁回声模糊、增厚、轮廓欠清,与液化较好的肝脓肿鉴别有一定的困难。结合临床病史及症状,以及肝内异常回声的动态变化过程,可进行鉴别诊断。

　　(4) 肝外伤后形成的囊性病灶:囊液可为血液或胆汁等,内透声较单纯性囊肿差,囊壁回声欠光整,同时结合外伤史或手术史可进行鉴别诊断。

　　(5) 肝包虫囊肿:包虫感染病史,同时肝包虫囊肿内可出现"囊中囊""水上浮莲"等特异性声像图改变,可进行鉴别诊断。

（6）肝外囊性肿物：以位于肝右后叶居多，需与腹膜后及右肾囊肿相鉴别，扫查可发现囊肿位于肝包膜外，如鉴别困难，可结合 CT 等影像学检查。

（7）腹水：局限于右上腹的腹水需与大的肝右叶囊肿相鉴别，腹水内可见漂浮的肠管回声，而肝囊肿内不会探及肠管回声，追踪扫查可发现囊肿位于肝包膜内。

（8）胆总管囊肿：位于肝门部，胆囊窝旁肝囊肿要区别于胆总管囊肿，后者囊壁较厚，两端或一端与胆总管相连。

第十节 多 囊 肝

多囊肝是一种先天性多发性肝囊肿，为常染色体显性遗传病，常合并多囊肾、多囊胰或多囊脾。由于肝内多余胆管未发生退化吸收而导致囊状或分节状扩张，可全肝分布或局限于肝叶。病理上囊壁由上皮细胞构成，囊肿之间肝组织受压，产生纤维化。早期可无明显症状，后期可出现腹部膨隆，肝肿大、肝功能异常等。

1. 超声典型声像图特征

（1）肝脏肿大、形态失常，明显肿大者可推移周围组织。

（2）囊肿大小不一，形态不一，内部透声好，后方回声增强可不明显，囊肿之间肝组织因纤维化改变回声可增强（图1-10-1、图 1-10-2）。

（3）囊肿合并感染时，囊内透声欠佳或差，可见絮状回声。

（4）当发现多囊肝时，需对肾脏、胰腺及脾等进行扫查。

（5）因肝内布满多发囊性无回声，正常肝内管道结构常受压难以显示，CDFI 检查可显示肝内血管。

2. 超声鉴别诊断要点 多囊肝声像图典型，较易诊断，必要时可与卡罗利病进行鉴别。后者为肝内胆管多发囊状或节段性扩张，常伴有胆道感染的症状及体征。声像图上可见多发囊状扩张的无回声与胆管相连通。多囊肝尚需与多发性肝囊肿进行鉴别。

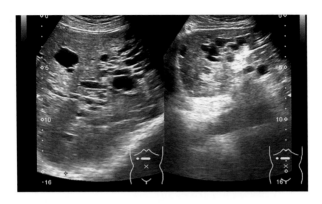

图 1-10-1　先天性多囊肝灰阶超声图像

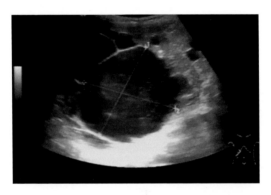

图 1-10-2　先天性多囊肝灰阶超声图像

第十一节　肝　脓　肿

　　常见的肝脓肿有细菌性和阿米巴性两种,可含单房或多房脓腔。细菌性肝脓肿主要表现为畏寒发热、右上腹痛、肝大、局部压痛。阿米巴性肝脓肿多继发于阿米巴痢疾,经由门静脉入肝,以单发病灶为主,同时可有肠炎、脓血便等阿米巴痢疾的表现,粪便检查发现滋养体可以帮助确诊。

　　1. 超声典型声像图特征

　　(1) 肝脏大小正常或增大,包膜下病灶可使肝表面局部向外突出。

（2）形态多为圆形或类圆形，可单发或多发，细菌性肝脓肿多为多发，大小不一。

（3）细菌性肝脓肿在不同病理阶段具有不同声像图改变。早期表现为肝内不规则中低回声区，边界不清，形态欠规则，脓肿壁不明显，内可有粗大光点或不规则稍强回声，后方回声可轻度增强（图1-11-1）；脓肿形成期，脓肿壁多较厚，内面不光整，呈"虫蚀状"。脓肿周围纤维组织呈稍强回声带，周围肝组织因水肿而形成低回声带，边界欠清。液化不完全时，可呈"蜂窝状"改变，表现为不规则无回声区内夹杂光点和高回声团；液化完全时，表现为极低或无回声区，部分内可见细密光点，随体位及呼吸改变有漂浮感。脓肿吸收期，病灶逐渐缩小，呈不均匀高回声，最终消失或形成钙化灶。

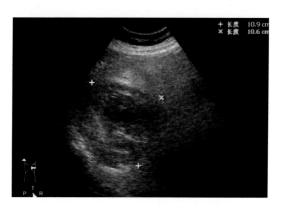

图1-11-1　早期肝脓肿灰阶超声图像
肝右叶片状低回声区

（4）CDFI：早期，病灶周边及内部可见点状或条状血流信号；脓肿形成期，病灶周边血流信号较丰富，脓肿壁上可见血流信号（图1-11-2）。

2. 超声鉴别诊断要点

（1）早期原发小肝癌及肝转移癌：早期肝脓肿与肝内实质性占位均表现为低回声，边界欠清且内部均可探及血流信号，

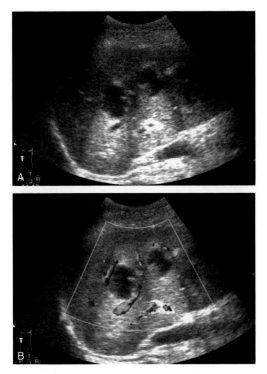

图 1-11-2 肝脓肿常规超声图像

A.肝右叶可见多发低回声区;B.周围血流信号增多

结合临床病史及其他检查加以鉴别。

(2) 肝囊肿:脓肿完全液化时需与肝囊肿鉴别,结合临床病史及体征可对两者进行鉴别。

第十二节 肝 脏 创 伤

肝脏创伤性病变常见于车祸伤、坠落伤、利器性肝外伤或医源性损伤等。可分为肝包膜下血肿、肝中央破裂和真性肝破裂等。外伤性肝创伤常发生于肝右叶包膜下及实质内。临床上患者可表现为肝区肿胀、疼痛,肝大,继发感染时可形成脓肿,严重时可发生腹腔内出血及休克等。

1. 超声典型声像图特征

（1）肝包膜下血肿：肝表面破裂，局部隆起，包膜完整，肝包膜及肝实质间可见条带状或梭形极低回声区或无回声区，后方回声可增强，肝实质受压内陷。血肿机化后，内部呈不规则回声点或低回声团，内伴条索影。

（2）肝中央破裂：肝实质破裂，包膜完整。局部挫伤未形成血肿前，超声检查部分可无明显异常，部分表现为肝内不规则的回声增强带；血肿形成后，肝内可见边界不清的不规则低回声区，内伴无回声区及不规则回声增高区，周围肝组织回声不均。

（3）真性肝破裂：肝包膜及肝实质均破裂，肝包膜连续性中断，肝实质内可见肝中央破裂的回声改变。同时肝周及腹腔内可见游离液体（图 1-12-1、图 1-12-2）。

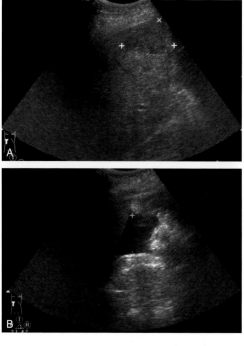

图 1-12-1　真性肝破裂灰阶超声图像

A. 肝右叶近被膜处片状低回声区；B. 肝下积液

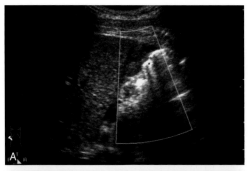

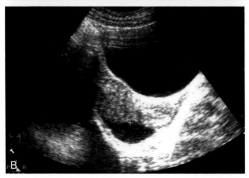

图 1-12-2 真性肝破裂灰阶超声图像

A.肝右叶片状低回声区,其内血流信号不明显;

B.盆腔少量积液

超声造影显示肝创伤灶内动脉期、门脉期和延迟期均表现为低增强或无增强,与周围正常肝实质界限清晰或不清晰。活动性出血时表现为创伤灶内部或周边异常高增强区,呈"条状""结节状"或"梅花状"。累及包膜的活动性出血表现为造影剂自包膜破裂口流向包膜外,表现为"喷泉""涌泉"状,或在肝周形成异常增强区。

2. 超声鉴别诊断要点

(1)肝脓肿:肝中央破裂形成血肿时与肝脓肿相鉴别,结合临床病史可进行鉴别。

(2)空腔脏器破裂:对于空腔脏器破裂所致腹腔胀气肝脏显示不清时,需结合 CT 等其他影像学检查,避免贻误病情。

第二章　胆道系统

第一节　概　　述

一、解剖概要

胆道系统包括胆囊和胆管。

1. 胆囊　胆囊位于胆囊窝内,呈梨形或椭圆形,分为底、体和颈部。胆囊壁由黏膜层、黏膜下层、肌层和浆膜层构成。胆囊颈与胆囊管连接处呈囊性扩大,称 Hartmann 袋。胆囊管由胆囊颈延伸而成,其内壁黏膜形成螺旋状黏膜皱襞,称为螺旋襞(又称 Heister 瓣)。

2. 胆管

(1) 肝外胆管

肝外胆管包括肝总管和胆囊管。肝总管由左、右肝管汇合而成,与胆囊管汇合而成胆总管。胆总管按其行程和毗邻关系可分为四段:十二指肠上段、十二指肠后段、胰腺段、十二指肠壁内段。胆总管在十二指肠壁内段与主胰管汇合并膨大形成 Vater 壶腹,并向十二指肠腔内突出,使十二指肠黏膜隆起形成乳头。Vater 壶腹、胆总管和胰管的末端均有括约肌环绕,称为 Oddi 括约肌,控制和调节胆总管和胰管开口,防止十二指肠内容物反流入胆道。

(2) 肝内胆管

肝内胆道主要包括左、右肝管,肝叶及肝段胆管。左、右肝管为一级胆管,左内叶、左外叶、右前叶、右后叶胆管为二级胆管,各肝段胆管为三级胆管。

二、胆道系统超声检查内容

1. 胆囊的位置、大小、形态,胆囊腔及胆囊壁回声表现。
2. 胆囊病变检出及鉴别诊断。
3. 肝内、外胆管走行、形态、是否扩张。
4. 胆管病变检出及鉴别诊断。
5. 胆道手术术前评估与术后随访。
6. 胆道系统介入性超声检查。

三、超声仪器调节方法

采用 CDFI 诊断仪,依据受检者年龄、体型选择适当的探头及频率。常用腹部凸阵探头,频率 2~5MHz,儿童及婴儿可选择 5MHz 或更高频率。对于体型较瘦者,探查胆囊时也可采用高频线阵探头。术中超声可采用 7.5~10MHz 频率的专用探头。

仪器调节:经腹扫查时,将增益调至低于肝脏条件,使胆汁呈无回声,囊壁或胆管壁清晰可见。聚焦设置于目标区域。扫查胆囊时可采用组织谐波,尽量去除伪像。

四、扫查方法与基本切面

1. 受检者准备　受检者禁食 8h 以上。小儿或不合作者,可使用镇静药,在睡眠状态下检查。较小的婴幼儿,无需严格禁食。

2. 受检者体位　常用仰卧位、右前斜位。还可采用坐位或站立位,胸膝位或俯卧位。

3. 扫查步骤

1) 胆囊:探头置于右肋缘下或右肋间,连续扫查胆囊长轴及短轴切面,主要观察胆囊体部及底部,右肋间扫查时,通过肝实质声窗重点观察胆囊颈部及胆囊管。

2) 胆管:扫查肝内胆管时,先寻找与其伴行的门静脉,在附近寻找相应的各级肝内胆管。扫查肝总管及上段胆总管(即肝外胆管上段)时,采用右肋间扫查可显示位于门静脉主干及右支前方胆管;扫查胆总管或肝外胆管下段时,先显示胰腺长轴切面,在胰头后外方寻找胆总管胰头段短轴图像,再旋转探头显示胆总管下段长轴切面。

4. 常用切面包括:肋缘下斜切面、肋缘下纵切面、肋缘下横切面、肋间切面、剑突下横切面。

5. 图像存储基本要求

(1) 胆囊长轴切面的灰阶超声图像。

(2) 胆囊短轴切面的灰阶超声图像。

(3) 左肝内胆管及门静脉横部前方左右肝管汇合处灰阶超声图像(图 2-1-1)。

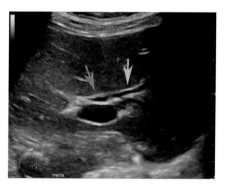

图 2-1-1　左右肝管汇合处灰阶超声图像

图示蓝色箭头示右肝管,绿色箭头示左肝管

(4) 肝门部肝外胆管上段灰阶超声图像及 CDFI 图像(图 2-1-2,图 2-1-3)。

(5) 肝外胆管下段长轴切面灰阶超声图像(图 2-1-4)。

(6) 胆囊或胆管病变相互垂直切面的灰阶超声图像。

(7) 病变 CDFI 血流图像,必要时留存频谱多普勒超声图像。

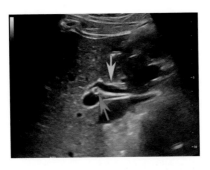

图 2-1-2 肝门部肝外胆管上段灰阶超声图像

图示绿色箭头所示为肝外胆管上段,蓝色箭头所示圆形管状结构为肝动脉的横断面

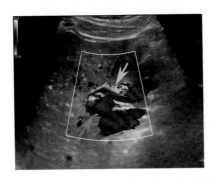

图 2-1-3 肝门部肝外胆管上段 CDFI 图像

肝外胆管(绿色箭头)内未见血流信号充盈,后方门脉主干内可见蓝色血流信号充盈(蓝色箭头)

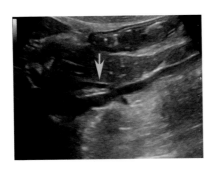

图 2-1-4 肝外胆管下段灰阶超声图像

箭头所示为胰头后方肝外胆管下段长轴切面

五、胆道系统测量

1. 胆囊

（1）胆囊大小

1）测量切面：胆囊的最大长轴切面。

2）测量部位及方法：①胆囊长径：测胆囊颈部至胆囊底部内腔最大长径，如胆囊明显折叠，则分别测颈部至折叠、折叠至底部两段径线并相加（图2-1-5）。②胆囊横径：与胆囊长径垂直的径线。

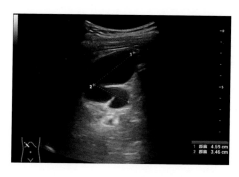

图 2-1-5　胆囊长径测量

当胆囊出现褶皱时，测量两个径线后相加

（2）胆囊壁厚度

1）测量切面：需在胆囊长轴切面测量。

2）测量部位及方法：于胆囊体底部前壁测量，尽量选择与声束垂直处测量最大厚度（图2-1-6）。

（3）正常胆囊测量参考值：成人胆囊长径≤9cm，短径≤4cm。儿童胆囊长径 <7cm，短径 <3.5cm。1 岁以下的婴儿和新生儿胆囊的长径 1.5~3.0cm。胆囊壁厚度≤3mm。

2. 胆管

（1）肝外胆管最大直径

1）测量切面：肋间或肋缘下斜切面显示肝门部与门静脉伴行的肝外胆管上段。

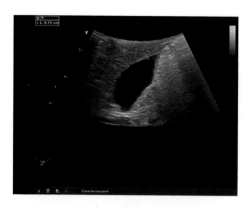

图 2-1-6　胆囊壁厚度测量

2）测量部位及方法：由于难以确认胆囊管汇入肝总管处，难以分辨肝总管与胆总管，故测肝外胆管最大内径。

（2）正常胆管测量参考值：肝外胆管最大内径一般不超过8mm，可随年龄增长而增宽，65岁以上正常人最大内径可达10mm。婴幼儿肝外胆管最大内径一般不超过2mm，较大儿童一般不超过4mm。左、右肝管内径<3mm，或小于伴行门静脉内径的40%。肝内胆管二级以上分支一般较难显示。

第二节　胆　囊　炎

根据病程可分为急性胆囊炎和慢性胆囊炎。急性胆囊炎是胆石症最常见的并发症。病理表现可分为单纯性、化脓性和坏疽性三种类型。慢性胆囊炎多继发于急性胆囊炎，严重时胆囊壁广泛钙化，称为"瓷器样"胆囊。病理表现为胆囊壁炎症、增厚、纤维组织增生，甚至胆囊萎缩。慢性胆囊炎的临床表现可有右上腹隐痛，也可无明显症状。

1. 超声典型声像图特征

（1）急性胆囊炎

1）胆囊增大，胆囊壁弥漫性增厚，不光滑，呈"双边征"，胆囊壁内可见较丰富血流信号（图2-2-1）。

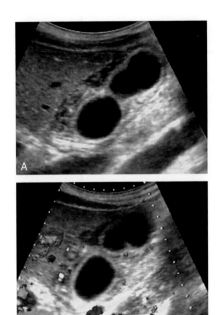

图 2-2-1 急性胆囊炎常规超声图像

A. 胆囊壁弥漫性明显增厚,不光滑,呈"双边征";B. 胆囊壁内较丰富的血流信号

2) 胆囊腔内可见弱回声或点状回声,与脓性胆汁或黏稠胆汁有关。合并胆囊结石时,可见结石声像特征。合并胆囊穿孔时,胆囊周围可见无回声区,并有腹膜炎表现。

3) 胆囊颈部或胆囊管结石嵌顿时,可压迫肝总管造成肝内胆管扩张,称为 Mirizzi 综合征。

(2) 慢性胆囊炎:①胆囊萎缩或正常大小,胆囊壁不光滑,回声增高,可弥漫性增厚。②合并胆囊结石时,可见结石声像特征。但胆囊内充满结石时,表现为特征性的囊壁-结石-声影三合征,即 WES 征(图 2-2-2)。③胆囊收缩功能减退。

2. 超声鉴别诊断要点

(1) 弥漫型胆囊腺肌症:增厚的胆囊壁内可见小无回声区

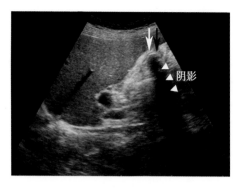

图 2-2-2 胆囊充满型结石 WES 征

白色箭头为胆囊壁,黑色箭头为结石强回声,
三角箭头为结石声影

和强回声点伴彗星尾征。胆囊炎时收缩功能减退;而胆囊腺肌症时胆囊收缩功能亢进。

(2)胆囊癌:慢性胆囊炎需与厚壁型胆囊癌鉴别。后者胆囊壁多呈不均匀增厚,黏膜面回声连续性中断。增厚的胆囊壁内可见较丰富的血流信号,可探及高阻动脉频谱,而慢性胆囊炎血流信号不丰富。超声造影显示增厚的胆囊壁动脉期呈不均匀高增强,静脉期快速消退呈低增强。此外,胆囊癌还可侵及周围肝脏组织及相邻胆管。

(3)急性胆囊炎胆囊增大还需与其他原因引起的胆囊增大鉴别,如长期空腹或静脉营养、胆道梗阻、糖尿病患者长期使用胰岛素等。

(4)慢性胆囊炎胆囊壁增厚还需与低蛋白血症、急性胆囊炎等疾病引起的胆囊壁弥漫增厚相鉴别,结合病史及临床表现有利于鉴别。

第三节 胆囊息肉样病变

胆囊息肉样病变主要包括胆固醇性息肉、炎症性息肉和腺瘤样息肉。临床多无症状,少数可有轻微消化道症状。

1. 超声典型声像图特征

(1) 大小及数目：胆固醇性息肉大小一般在 10mm 以下，常为多发性。腺瘤性息肉大小可超过 10mm，常为单发性，如息肉大小超过 10mm，癌变的概率较高 (3%~13%)。

(2) 形态：胆固醇性息肉多呈桑葚状或颗粒状，基底部较窄；腺瘤性息肉一般表面平滑，基底部较宽，可带蒂；炎症性息肉基底较宽，无蒂。

(3) 回声特征：胆固醇性息肉多呈高回声，较小者可呈强回声伴彗星尾征 (图 2-3-1)；腺瘤性息肉多呈等回声 (图 2-3-2)；炎症性息肉少见，多合并胆囊炎或胆石症。胆囊息肉一般后方无声影，不随体位改变而移动。

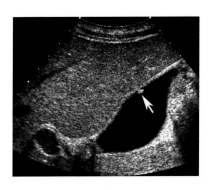

图 2-3-1   胆固醇性息肉灰阶超声图像

箭头所示息肉为高回声，形态规则，边界清楚

(4) CDFI：对于较小的息肉，CDFI 一般无明显血流显示。较大的息肉或腺瘤性息肉，CDFI 可显示点状或从底部进入的细条状动脉血流。

2. 超声鉴别诊断要点

(1) 胆囊结石：胆囊结石多表现为强回声或高回声，后方可伴声影，随体位改变而移动。附壁小结石多为胆囊腺肌症表现之一，可帮助鉴别。

(2) 胆囊癌：腺瘤性息肉应与息肉型胆囊癌鉴别。后者形

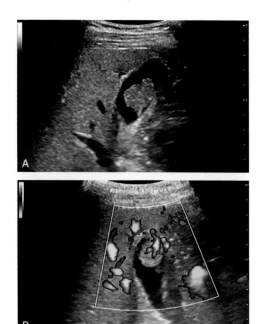

图 2-3-2 腺瘤样性息肉常规超声图像
A.胆囊体部单个结节状中等回声,内部回声欠均匀;B.病灶内部分支状血流信号

态不规则,内部回声不均匀,表面回声模糊、欠光滑,基底部较宽,胆囊壁层次不清,黏膜层高回声不连续;病灶内部见粗大且不规则的血流信号;超声造影呈快进快退,内部可见粗大树枝状血管,胆囊壁层次不清。

(3)胆囊腺肌症:胆囊息肉样病变应与节段型胆囊腺肌症鉴别。后者多无蒂、基底部较宽,同时有胆囊壁显著增厚,壁内蜂窝状小无回声区和点状强回声伴彗星尾征。

第四节 胆囊腺肌症

胆囊腺肌症又称胆囊腺肌增生症,是一种以腺体和肌层增生为主的良性胆囊疾病。胆囊黏膜及肌层过度增生,胆囊壁增厚,增生的黏膜上皮伸入肌层,形成多数小囊状突出,称为罗-阿窦。分为弥漫型、节段型与局限型三种类型。临床表现有上腹隐痛、消化不良、嗳气等类似胆囊炎、胆石症的症状。

1. 超声典型声像图特征

(1) 局限型胆囊腺肌症:好发于胆囊底部,灰阶超声图像通常呈边界清楚的低回声(图2-4-1A)。病变内部回声不均匀,能够观察到小片状无回声区,部分病变内可见点状高回声后伴彗星尾征(图2-4-1B)。CDFI通常无明显血流信号,部分病变内的点状高回声后方可见"快闪伪像"(图2-4-1C)。

(2) 节段型胆囊腺肌症:好发于胆囊体部,胆囊壁呈节段型增厚,向腔内突入,灰阶超声图像呈"三角征"(图2-4-2)。

(3) 弥漫型胆囊腺肌症:又称广泛型,胆囊壁呈广泛性增厚(图2-4-3),部分病例胆囊壁上可见多发点状强回声。

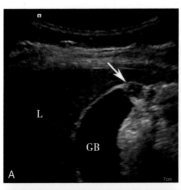

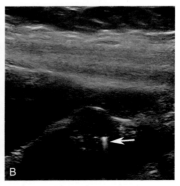

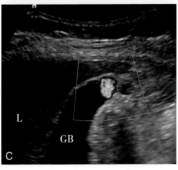

图 2-4-1　局限型胆囊腺肌症常规超声图像

A. 胆囊底部低回声结节(箭头所示),边界清楚,形态规则;B. 结节内可见点状高回声后伴彗星尾征(箭头所示);C. CDFI示结节内可见"快闪伪像"

GB:胆囊

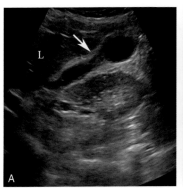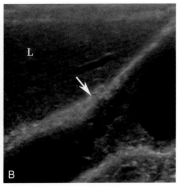

图 2-4-2　节段型胆囊腺肌症灰阶超声图像

A. 灰阶超声显示胆囊体部壁增厚(箭头所示),呈葫芦形;B. 采用高频探头显示增厚处胆囊壁(箭头所示)

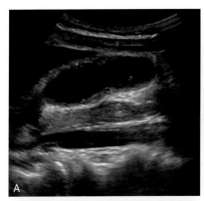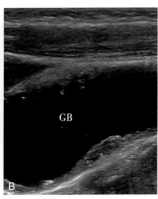

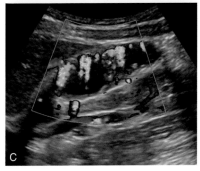

图 2-4-3　弥漫型胆囊腺肌症常规超声图像

A. 胆囊壁呈弥漫性增厚;B. 高频超声显示增厚的胆囊壁上可见多发点状强回声;C. CDFI 显示"快闪伪像"

超声造影表现为病变处动脉期与周围胆囊壁同步增强,呈不均匀等 - 低增强,分布不均匀,静脉期消退呈低增强,胆囊壁连续、完整。

2. 超声鉴别诊断要点 胆囊癌:胆囊癌囊壁不规则增厚,超声造影显示胆囊癌早于周围胆囊壁开始增强,动脉期呈高增强,病变处胆囊壁结构完整性破坏。

第五节 胆 囊 癌

胆囊癌早期无特异性临床表现,晚期患者可出现上腹部持续性疼痛,腹部包块,黄疸、消瘦等,部分晚期患者可因门静脉侵犯而有消化道出血、腹水以及肝功能衰竭表现。临床上根据病变形态将胆囊癌分为结节型、肿块型、厚壁型和混合型。

1. 超声典型声像图特征

(1) 结节型:病变向腔内突出形成结节状突起,通常直径>1.0cm,基底部较宽,呈分叶状或覃伞状,病变内回声不均匀,部分病例 CDFI 可检测到血流信号(图 2-5-1)。

(2) 肿块型:胆囊窝处表现为不均匀回声的实性肿块,胆囊腔内的无回声消失或基本消失。CDFI 可见血流信号。

(3) 厚壁型:胆囊壁呈局限性或弥漫性不均匀增厚,常见于颈部或体部。灰阶超声多数表现为高回声,增厚处胆囊壁形态不规则,黏膜层不光滑或连续性中断(图 2-5-2)。

(4) 混合型:厚壁型和结节型同时存在,具有上述两型图像表现。

2. 超声鉴别诊断要点 厚壁型胆囊癌需要与胆囊炎鉴别,后者胆囊壁增厚程度较轻,胆囊壁毛糙、不光滑,胆囊体积可缩小。超声造影能够有效提高胆囊癌与胆囊炎鉴别诊断准确率。

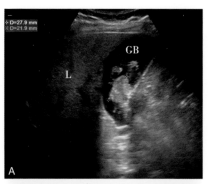

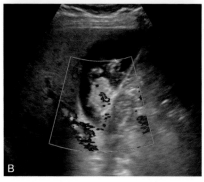

图 2-5-1　结节型胆囊癌常规超声图像

A.胆囊壁可见高回声结节,最大径2.8cm;
B. CDFI显示结节内可见血流信号

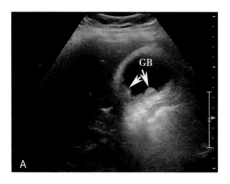

图 2-5-2　厚壁型胆囊癌灰阶超声图像

A.胆囊颈部壁局限性增厚,回声不均(箭头所示)

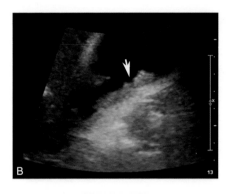

图 2-5-2(续)

B. 局部放大图像显示增厚处胆囊壁不光滑、形态不规则(箭头所示)

第六节　胆囊及胆管结石

一、胆囊结石

　　胆囊结石是最常见的胆囊疾病。根据结石的化学成分，通常分为三类：胆固醇结石，胆色素结石和混合性结石。其临床表现与结石的大小、数量、位置及有无合并感染等密切相关，可以无症状或仅有上腹部不适、消化不良等胃肠道症状。当结石嵌顿于 Hartmann 袋时，可出现典型的胆绞痛，疼痛向右肩部放射，病情发展至化脓性胆囊炎可有发热或菌血症表现。

　　1. 超声典型声像图特征

　　(1) 典型胆囊结石

　　1) 胆囊腔内出现团状强回声，一般较大而孤立分布的强回声多呈新月形、半圆形或圆形强回声；体积较小的多发结石，堆积于胆囊后壁时形成一片强回声带，不易分辨结石数目(图 2-6-1)。

　　2) 强回声结石后方伴声影(图 2-6-2)，结石的声影边缘锐

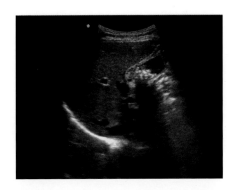

图 2-6-1　典型胆囊结石灰阶超声图像

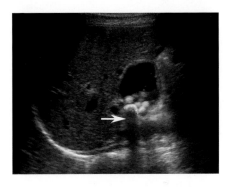

图 2-6-2　典型胆囊结石灰阶超声图像

箭头所示为声影

利,宽度与结石的宽度基本一致,此特征可与胃肠气体形成的声影相鉴别。

3)强回声结石随体位改变而移动。

(2)非典型胆囊结石

1)充满型胆囊结石:胆囊内胆汁较少或无胆汁,声像图表现为胆囊前壁呈弧形或半月状的强回声带,后方伴较宽声影,致使胆囊的后壁不显示。另外,此型胆囊结石还有一种特征性的声像图表现:WES 征,前方为增厚的低回声胆囊壁,包绕中间的结石强回声带,后方伴声影(图 2-6-3A)。

2)胆囊颈部结石:胆囊颈部结石未嵌顿时,结石在周围

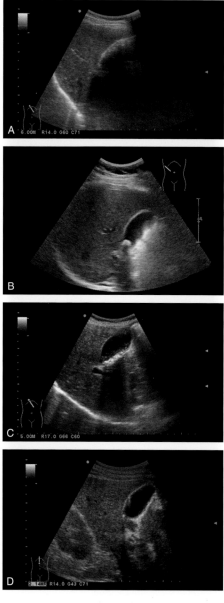

图 2-6-3 非典型胆囊结石灰阶超声图像
A. 充满型胆囊结石;B. 胆囊颈部结石;C. 泥沙样胆囊结石;D. 胆囊壁内结石

胆汁的衬托下易于显示,表现为强回声后方伴有声影;胆囊颈部结石嵌顿时,周围无胆汁的衬托,结石显示不清楚,造成诊断困难(图 2-6-3B)。

3) 泥沙样胆囊结石:主要成分为胆色素,由于结石质地较松软,常呈泥沙样。声像图表现为沿胆囊后壁分布的厚薄不一的强回声带及后方较宽的声影(图 2-6-3C)。

4) 胆囊壁内结石:胆囊壁多增厚,壁内可见单发或多发的微小强回声斑,后方出现多重反射回声,类似彗星尾,改变体位时结石不移动(图 2-6-3D)。

2. 超声鉴别诊断要点

(1) 正常胆囊组织结构:正常胆囊的交界皱襞或颈部粗大的黏膜皱襞可能使声束发生反射,在某一断面形成较强的回声并有声影,貌似结石,但多切面扫查即可消失。

(2) 胆囊内非结石回声:如胆泥、组织碎屑、脓性团块、凝血块、肿瘤、息肉等,后方均无声影,改变体位无移动,或移动较结石慢,一般容易鉴别。

(3) 胆囊切除术后胆囊内钛夹:胆囊床可见多个钛夹,呈强回声,并伴有声影。

(4) 胆囊钙化:当声束不能穿透胆囊壁时,胆囊不能显示,仅表现为胆囊床强回声伴声影,与充满型胆囊结石不易鉴别。但 X 线检查可显示有胆囊形态的钙化环或缩小的致密胆囊影,有助于鉴别。

(5) 钙乳胆汁:长轴断面声像图与充满型胆囊结石相似,往往被误诊。但是由于钙乳胆汁的比重大,有沉积的特征,在垂直断面上,表现出絮状沉积的特征。

二、胆管结石

胆管结石较常见,占胆系结石一半以上。约 15% 的胆囊结石合并胆总管结石。根据结石的部位分为肝内胆管结石和肝外胆管结石,后者包括胆囊管结石。

1. 超声典型声像图特征

(1) 肝外胆管结石

1) 胆管腔内存在伴有声影的恒定团状强回声(图 2-6-4)，个别呈中等或低回声(图 2-6-5)。

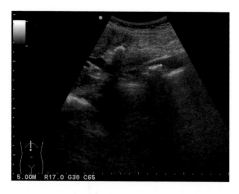

图 2-6-4　肝外胆管强回声结石灰阶超声图像

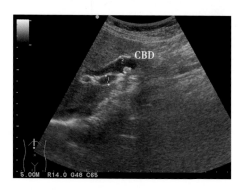

图 2-6-5　肝外胆管中等回声结石灰阶超声图像
CBD:胆总管

2) 结石的近端胆管由于梗阻出现不同程度扩张。胆管壁增厚，回声增强。胆囊各径可增大，胰管可扩张。

3) 团状强回声与胆管壁之间分界清楚，结石周围可见细窄无回声带环绕。

4) 脂肪餐或变换体位后观察到结石强回声可发生移动。

5）部分结石由于结构松散、较小或呈泥沙样，可呈中等或较低回声，后方声影不明显。

6）胆总管下段若受腹腔气体影响明显，可嘱患者喝消泡剂继续扫查。

（2）肝内胆管结石

1）肝内出现点状或团状强回声后方伴声影，强回声沿肝内胆管分布（图2-6-6）。

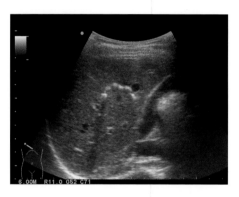

图2-6-6 肝内胆管结石灰阶超声图像

2）结石近端的肝内胆管可有不同程度扩张，扩张的肝内胆管与伴行的门静脉形成平行管征。

3）结石强回声周围可见细窄无回声区环绕。结石处胆管前后壁显示清楚。

4）结石一般不随体位改变而移动。结石可引起胆管梗阻、胆汁淤积或炎症感染，进而出现肝大，肝实质回声增粗，内部回声不均匀，或可见多发肝脓肿、肝实质萎缩变性等表现。

2. 超声鉴别诊断要点

（1）肝外胆管结石的鉴别诊断：回声较强的胆管内肿瘤酷似结石，但无声影，可见局部管壁连续性破坏。此外，壶腹部肿瘤、胰腺炎、胰腺肿瘤及胆总管末段狭窄等引起的胆管扩张，亦容易被误诊为胆总管结石。

（2）肝内胆管结石的鉴别诊断：①肝内钙化灶多孤立存在，

不与门静脉伴行,无近端小胆管梗阻扩张和周围胆汁淤积的声像特征。②胆管积气:胆管积气常发生于胆肠吻合术后和 Oddi 括约肌松弛以及胆道产气菌感染者。胆管气体强回声形态不稳定,有闪烁感,后方缺乏"干净"的声影,常有多重伪像,可呈彗星尾征。连续动态观察,其分布、形态、数量可有较大变化。

第七节　胆管肿瘤

一、胆管癌

原发性胆管癌多数为腺癌,约占90%,少数为未分化癌和鳞癌。肿瘤自胆管壁呈乳头状或结节状突入管腔,亦可呈弥漫性浸润性生长或向周围扩散,胆管癌常合并慢性胆道炎症和结石。胆管癌起病缓慢,无特殊症状及体征。患者可有肝区疼痛、食欲下降、体重减轻等症状。黄疸为本病最常见症状,病程早期即可出现,有进行性加重特点。

1. 超声典型声像图特征

(1) 肝门部胆管癌:根据病变生长解剖部位,分为四型(图 2-7-1)。Ⅰ型,肝总管癌;Ⅱ型,左、右肝管汇合处癌;ⅢA 型,右肝管癌;ⅢB 型,左肝管癌;Ⅳ型,双侧肝管癌。

1) 高度扩张的肝内胆管在肝门部截断,肝外胆管不扩张,胆囊不增大或萎缩。胆管截断,截断部位胆管壁显示不清,可见形态不规则、边界不清的不均质低回声或等回声区,该不均质回声为匍匐生长的肿瘤及其周围纤维组织,通常较难确定边界(图 2-7-2)。

2) Ⅰ、Ⅱ、Ⅳ型患者肿瘤回声与显著扩张的肝内胆管形成蝴蝶形,称为"蝴蝶征"或"蜘蛛征"。当肿瘤发生于一侧肝内胆管时,声像图可仅显示病变远端肝内胆管扩张。CDFI 对门静脉受累程度判断有较大帮助。

3) 门静脉壁回声中断、管腔变窄、血流速度增快,伴行肝动脉增粗、血流增快为代偿表现。当门静脉与肝动脉同时受

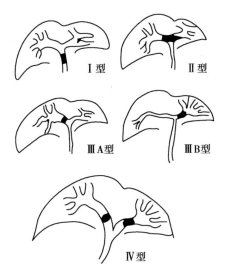

图 2-7-1 肝门部胆管细胞癌示意图

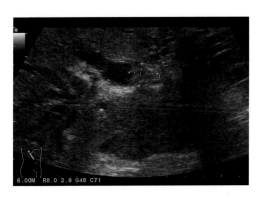

图 2-7-2 肝门部胆管细胞癌灰阶超声图像

肝门部胆管内见实性低回声,局部胆管截断

累,供血肝叶便逐渐萎缩。

4) 超声造影:动脉期常表现为不均匀高增强,门脉期和延迟期为低增强。

(2) 远端胆管癌:根据肿瘤在胆管内生长方式和大体病理形态,声像图表现为三种类型(图 2-7-3A、2-7-3B)。

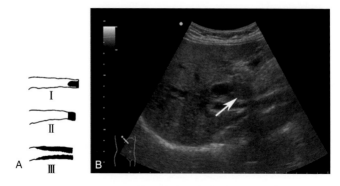

图 2-7-3　远端胆管细胞癌示意图及灰阶超声图像

A. 远端胆管细胞癌分型：Ⅰ乳头型，Ⅱ截断型，Ⅲ硬化型；B. 胆总管内见实性低回声（箭头所示），形态不规整，与管壁分界不清，胆总管扩张

1）乳头型：也称息肉型。声像图显示肿瘤呈乳头状突入扩张的管腔内，胆汁和肿块界面呈倒"U"型。肿瘤回声多数高于肝脏回声，边缘不整齐，无声影，位置固定。肿瘤所在部位的胆管壁连续性中断。

2）截断型：也称结节型。肿瘤在扩张的胆管内呈不规则的结节状，多数呈中等或高回声，无声影，与管壁分界不清。因肿瘤骤然截断管腔，与管壁呈近似直角。

3）硬化型：也称狭窄型。肿瘤沿管壁浸润性生长，管壁不规则增厚僵硬，呈中等或高回声，与周围组织分界不清。胆管腔不均匀狭窄，逐渐变细，呈"鼠尾征"或"V"字形。

CDFI 示胆管肿瘤及其浸润的胆管壁血流信号丰富，超声造影动脉期明显增强。

2. 超声鉴别诊断要点

（1）胰头癌：胰头癌常伴有胰管扩张，或同时合并胆管扩张。胆管扩张而胰管不扩张时，多数为胆管癌。但是胆管末端癌侵犯胰头后也可能出现类似胰头癌的表现，给鉴别带来困难。

（2）肝外胆管结石：如果胆管结石没有声影，嵌顿后不易随体位改变而移动，便很难与乳头型肝外胆管癌鉴别。多数结石嵌顿发病急,腹痛剧烈。声像图显示结石周围有完整连续的胆管壁包绕,可作为鉴别的参考。当胆管结石合并胆管癌时,常造成胆管癌的漏诊和误诊。

(3) 胆泥团:胆管内可见团块状或颗粒状的胆泥。部分病例在改变体位后,胆泥团离开梗阻端,有助于鉴别。

(4) 硬化性胆管炎:特别是局部硬化突出时,与浸润型胆管癌有相似的声像图表现。但前者常伴有肝内胆管硬化,而且胆管扩张没有后者严重。

(5) 肝门部转移淋巴结:当肝门部转移淋巴结挤压胆管导致梗阻时,声像图在梗阻部位显示低回声结节,通常有较明确的边界,回声相对更低。

(6) 胆管良性肿瘤:包括乳头状瘤、腺瘤等,声像图与胆管癌类似,难以鉴别,但发病率较低。

二、胆管良性肿瘤

胆道良性肿瘤包括乳头(状)瘤、腺瘤、错构瘤、囊腺瘤、脂肪瘤、纤维瘤和神经纤维瘤。良性肿瘤体积通常较小。患者常表现为腹胀,可扪及包块并伴有黄疸。

1. 超声典型声像图特征

(1) 良性胆道肿瘤通常引起胆道梗阻和胆道扩张。如果肿瘤周围有丰富胆汁,则肿瘤在扩张的胆管内能被清楚衬托显示。胆管壁清晰连续,周围肝组织无浸润。良性肿瘤引起的胆道梗阻,可因并发胆管炎而引起周围门静脉系统回声改变。

(2) 乳头状瘤、腺瘤和囊腺瘤:乳头状瘤和腺瘤表现为胆管腔内实性中等回声结节,不伴有声影,因此可酷似胆泥团。胆道囊腺瘤表现为大块状多房薄壁囊性肿物,边缘不规则,表现为多灶性,其内有分隔。如果囊内见较厚分隔,囊壁或分隔上有结节或散在肿块,恶变概率增加。较厚的形态不规则的钙化也是囊腺癌的表现。

2. 超声鉴别诊断要点　胆管囊腺瘤主要应与肝脓肿、棘球蚴囊肿、坏死性转移瘤、囊性间叶细胞错构瘤和肝内血肿鉴别。棘球蚴囊肿与囊腺瘤表现相近，但是棘球蚴囊肿内的腔隙体积更小，大小更一致。血清学检查在二者的鉴别诊断中可起一定作用。

第三章 胰 腺

第一节 概 述

一、解剖概要

胰腺位于上腹部腹膜后,紧贴于腹后壁并横跨脊柱,平第一、二腰椎水平。分为头、颈、体、尾四部分,一般尾部比头部稍高。

头部:头部最大,位于腹部正中线右侧,被十二指肠降部和横部包绕。胰头下部向左下方凸出成钩状,称钩突,胰头钩突向左可绕至肠系膜上静脉后方。

颈部:颈部狭窄,位于正中线偏右侧。

体部:胰体部始于正中线之左侧。胰体后方无腹膜,直接与肠系膜上动脉、腹主动脉、左肾静脉及左肾上腺相接。在胰体上缘,腹腔动脉向左右分别发出脾动脉和肝动脉,而脾静脉穿行于胰体后上缘。

尾部:体部向左上方延伸即为胰尾,脾动脉和下方的脾静脉共同走行于胰尾上缘的深面,抵达脾门。

胰管位于胰腺实质中,分主胰管和副胰管。主胰管自胰尾开始,在胰实质的中心偏后贯穿胰体,在颈部向右下转至胰头,经 Vater 壶腹部与胆管共同开口于十二指肠乳头部。主胰管的管径至胰头逐渐增大,在 3mm 以内,一般较均匀平整,但一些老年人,管径可轻度增大、粗细不均。

二、胰腺超声检查内容

1. 胰腺位置、大小、形态。

2. 胰腺实质回声特征,有无弥漫性或占位性病变,鉴别胰腺占位性病变性质。

三、超声仪器调节方法

超声探头:依据受检者年龄、体型选择适当探头及频率。成人常用探头频率 2~5MHz,儿童及婴儿可选择 5MHz 或更高频率。

调整聚焦位置将胰腺显示在聚焦区之内,适当调节增益(增益不宜过大,应调节在较低水平),清晰显示胰腺轮廓以及内部结构,要求胰腺内部回声细小均匀,一般情况下回声强度应略高于肝脏。

四、扫查方法与基本切面

1. 患者体位:检查时可采用仰卧位、右侧卧位、坐位或站立位、俯卧位等。

2. 扫查方法:检查中,上腹部加压扫查、吸气鼓肚经肝左叶扫查可增加胰腺显示清晰度。必要时可饮脱气水或胃肠造影剂 400~600ml,充盈胃腔作为透声窗进行胰腺检查。

3. 扫查步骤

(1) 将探头置于剑突下腹正中水平,探头沿水平方向向下扫查,探头向患者左上腹部倾斜,与水平成 10°~30°夹角扫查,获得胰腺的长轴切面图。

(2) 识别胰腺的标志是胰周血管:背侧的脾静脉、下腔静脉,腹主动脉,肠系膜上动、静脉等血管。

(3) 再沿下腔静脉、门静脉、腹主动脉及脊柱左缘进行上腹部连续纵切扫查,分别可获得胰头、颈、体、尾部的短轴切面图。

(4) 在左肋间扫查,以脾为透声窗,显示胰尾及脾门血管。

4. 常用基本切面

（1）上腹部横或横斜切面，显示胰腺长轴。

（2）上腹部纵切面，显示胰头颈体短轴；纵切面或纵斜切面显示胰尾短轴。

（3）左肋间切面（冠状断面）显示胰尾部。

5. 图像存储基本要求

（1）胰腺长轴灰阶图像（图3-1-1）。

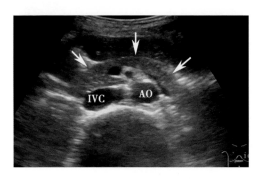

图3-1-1　胰腺长轴灰阶超声图像（箭头所示）

IVC：下腔静脉；AO：腹主动脉

（2）胰腺病变不同切面的灰阶图像。

（3）病变CDFI血流图像，必要时留存频谱多普勒图像。

五、胰腺测量

1. 胰腺前后径测量（表3-1-1）

表3-1-1　成人胰腺前后径测量参考值

单位：cm

部位	正常	可疑	增大
胰头	<2.0	2.1~2.5	>2.6
胰体、尾	<1.5	1.6~2.0	>2.1

（1）测量切面：胰腺长轴切面。

（2）测量部位：①胰头：下腔静脉前、胰头后缘中点向前的垂直线。②胰体:肠系膜上动脉(或腹主动脉)前方测量。③胰尾:腹主动脉左侧方或左前外侧测量胰尾(图3-1-2)。

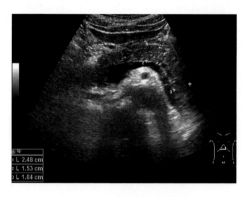

图 3-1-2　胰腺前后径测量

2. 胰管

(1) 测量切面:胰腺长轴或胰头斜切面。

(2) 测量部位:胰管显示最宽处。正常胰管内径(前后径)在体部不大于 2mm,在头颈部不大于 3mm。

第二节　胰　腺　炎

一、急性胰腺炎

急性胰腺炎分轻症胰腺炎和重症胰腺炎。轻症胰腺炎以胰腺水肿为特征,重症胰腺炎以急性出血坏死型胰腺炎为主,常伴急性上腹痛、恶心、呕吐等症状,伴有血、尿淀粉酶增高。

1. 超声典型声像图特征

(1) 发生部位:胰腺实质和胰周组织。

(2) 形态:典型表现均为胰腺弥漫性肿大,以前后径增大为主,水肿型形态饱满膨出,轮廓线光整、清楚(图3-2-1);部分患者胰腺声像图正常。坏死型胰腺炎则组织边缘显示不规则,模糊不清。

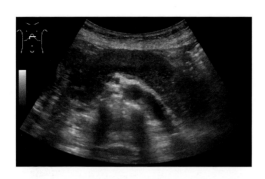

图 3-2-1 急性胰腺炎（水肿型）灰阶超声图像
胰腺肿大，回声减低

（3）回声特征：水肿型胰腺炎回声减低，内有分布较均匀的细小回声点，重型可呈无回声表现，后方回声较清晰或增强。坏死型胰腺炎呈弥漫分布的致密而不均匀的粗大强回声斑点，或呈强回声、弱回声以及无回声区混合型。渗出的血液和坏死皂化呈混杂的斑块状回声，致胰腺表面及其周围组织回声强弱不均（图 3-2-2）。胰管不扩张或轻度扩张达 3mm。

（4）彩色血流特征：充血期血流显示较丰富，水肿期胰腺的血流显示减少，提示微循环障碍，但多数患者因胃肠道胀气严重，CDFI 显示胰腺内部血流困难。

（5）间接征象：坏死型可环绕胰腺外周出现一层弱回声带，与胰腺周围的渗出液或胰腺外周的水肿组织有关。其他间接征象有局部积液、血肿、假性囊肿以及腹水、胸水，肠襻扩张、积气或积液等。

2. 超声鉴别诊断要点

（1）上消化道溃疡急性穿孔、急性胆囊炎、急性高位绞窄性肠梗阻、急性肠系膜血管栓塞等：超声能够显示相应器官的形态学改变，结合 CT 等影像学检查有助于鉴别。

（2）弥漫性胰腺癌：弥漫性肿大的急性胰腺炎与弥漫性胰腺癌均可表现为高回声型或混合回声型，需要根据声像图的动态变化和临床资料予以鉴别。

（3）慢性复发性胰腺炎的急性期声像图与急性胰腺炎的

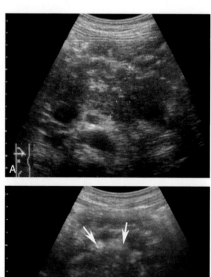

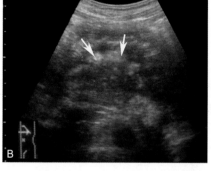

图 3-2-2 急性胰腺炎(出血坏死型)灰阶超声图像
A.胰腺肿大,内部回声不均,可见粗大的强回声斑块,脾静脉受压变窄;B.胰周可见积液,胰腺表面凹凸不平,回声增粗增强,为皂化斑块(箭头所示)

强回声型或混合型类似,根据声像图较难鉴别,必须通过观察其动态变化,并结合临床表现加以鉴别。

二、慢性胰腺炎

慢性胰腺炎病程早期,可有水肿、脂肪坏死和出血而轻度肿大;晚期出现弥漫性纤维组织增生和钙化,胰腺硬化变小或呈不规则结节样,可有假性囊肿形成。临床表现消化不良、慢性发作性上腹痛、腹胀、黄疸、脂肪泻等症状。

1. 超声典型声像图特征

(1) 发生部位:胰腺实质。

(2) 形态:约 50% 的病例表现为胰腺轻度、部分或局限性肿大以及胰腺缩小。肿大型多见于病程的早、中期或急性发作期;缩小型多见于病程后期,胰腺边缘不规则、不平整或呈轻度结节分叶状,边界模糊不清。

(3) 回声特征:多显示回声增强,呈不均匀的斑点,可密集成簇或呈片状;部分胰腺炎因实质内钙质沉着而呈明显的强回声,后方伴声影。

(4) 胰管变化:胰管呈不规则扩张,常 >3mm,或呈不规则的节段性扩张和狭窄、弯曲或呈囊状。胰管内常可见多发结石,大结石伴有声影和强回声,小结石多不伴声影,或可出现彗星尾征(图 3-2-3)。

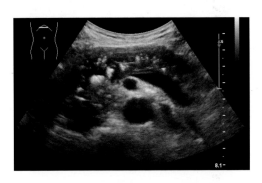

图 3-2-3 慢性胰腺炎灰阶超声图像
胰腺轻度肿大、回声不均,扩张的胰管内可见多个强回声结石

(5) 其他征象:约 25% 合并假性囊肿形成,位于胰腺实质内或胰周,透声良好,后壁回声增强,囊内有坏死或合并感染出血时可见絮状回声。

2. 超声鉴别诊断要点

(1) 老年或肥胖者的胰腺:胰腺实质回声增强,但较细小而均匀,而胰腺炎回声增强、粗糙、不均匀。

(2) 弥漫性胰腺癌:胰腺形态明显失常,边缘不规则,呈伪足样向外突起,有的癌肿后方回声衰减,伴胰管扩张,有时合并有结石。

三、慢性局限性胰腺炎

胰腺炎反复发作或继发于急性坏死性胰腺炎、胆管结石、感染等,为胰腺的局限性炎性肿大。临床表现不典型,患者多表现为上腹部不适、疼痛等。

1. 超声典型声像图特征

(1) 发生部位:胰腺实质,好发于胰头部。

(2) 形态:局部可正常或轻度肿大,呈不规则形或类圆形肿块,边界欠清晰。

(3) 回声特征:多为不均质低回声,伴有粗斑点状钙化强回声,后方透声较胰腺癌好,无声衰减表现。典型时可见结石强回声伴声影,位于扩张胰管近端或肿块内(图 3-2-4);非肿块区胰腺组织回声增粗,呈慢性胰腺炎表现。

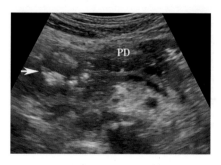

图 3-2-4　局限性胰腺炎灰阶超声图像

胰头呈低回声结节状,内可见多个粗大钙化(箭头所示),主胰管(PD)扩张、欠平整

(4) 胰管与胆管:胰头、胰颈部病变多引起胰管不同程度扩张,呈不规则或节段性,约半数可在病灶内发现狭窄的胰管(图 3-2-5),部分病例胆总管轻度扩张。

(5) 超声造影:早期表现为缓慢、弥漫增强,增强时相和增强程度与周围胰腺组织一致,晚期廓清速度与周围胰腺相同(图 3-2-6)。

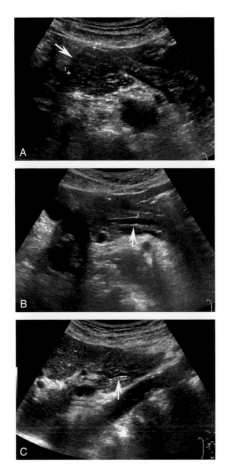

图 3-2-5 局限性胰腺炎灰阶超声图像
A. 胰头呈低回声(箭头所示);B. 主胰管扩
张(箭头所示);C. 胰管穿入其内(箭头所示)

2. 超声鉴别诊断要点

(1)胰腺癌:胰腺癌多发于胰头,局部形态失常明显,肿块以低回声为主,边缘不规则,胰管呈均匀性扩张或串珠状扩张,管壁较光滑,并被肿块截断,肿块内无胰管结构。常压迫和/或侵犯肝外胆管,出现"双管征"。癌肿可压迫和/或浸润周围血管,胰周淋巴结也常肿大。超声造影显示造影剂到

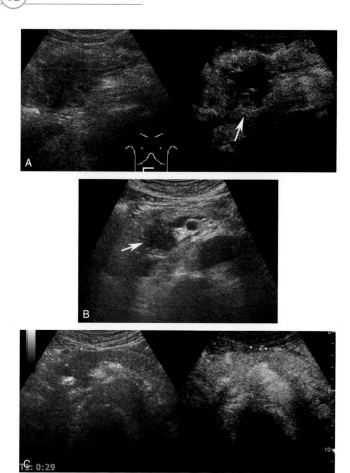

图 3-2-6　胰头癌灰阶及超声造影图像

A. 超声造影增强早期,病灶周边不规则低增强,中心呈低 - 无增强(箭头所示);B. 局限性胰腺炎,胰头部低回声肿块(箭头所示);C. 胰头病变超声造影呈等增强

达时间明显晚于周围正常胰腺,峰值强度明显低于正常胰腺。慢性局限性胰腺炎在动脉期表现为缓慢、弥漫性强化,增强时相和增强程度与周围胰腺组织一致,静脉期廓清速率与周围胰腺相似。

(2)胰岛细胞瘤:胰岛细胞瘤多呈圆形或椭圆形,边界清晰、规则、光滑,内部大多呈均匀的低回声,较大的肿瘤内部合并出血和囊性变时可见无回声区。肿瘤较少引起胰管和/或胆管的扩张。此类肿瘤一般具有典型临床表现,若肿瘤为无功能性、临床表现不典型,可结合超声造影检查,胰岛细胞瘤造影后动脉期多呈明显的高增强,有助于与局限性胰腺炎鉴别。

四、自身免疫性胰腺炎

是一种特殊类型的慢性胰腺炎,好发于 60~70 岁的老年人,包括淋巴浆细胞硬化性胰腺炎和特发性导管中心性胰腺炎。临床表现无特异性,以无痛性黄疸最常见。

1. 超声典型声像图特征

(1) 发生部位:胰腺实质,局限性者多见于胰头。

(2) 形态:可呈弥漫性、节段性或局灶性肿大,弥漫性肿大典型者呈"腊肠样"改变。

(3) 回声特征:实质回声显著减低(图 3-2-7)、明显不均匀,间或有线状高回声;胰腺实质与周围组织的界限较胰腺正常者清晰,外有高回声轮廓包绕,形成"假包膜"。

(4) 胰管:主胰管呈节段性狭窄,形态光滑,病变累及胆总管下段时呈细长的向心性狭窄,同时出现梗阻性黄疸。

(5) 超声造影:早期多呈中等或明显强化,增厚的主胰管

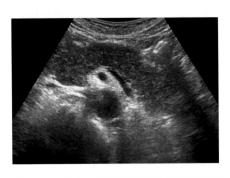

图 3-2-7　自身免疫性胰腺炎灰阶超声图像

胰腺弥漫肿大,回声减低

或胰腺段胆总管管壁也明显增强,晚期造影剂廓清缓慢。

2. 超声鉴别诊断要点

(1)慢性胰腺炎:自身免疫性胰腺炎极少出现胰周积液、胰腺钙化、结石和假性囊肿等。

(2)胰腺癌:局限性的炎症需与胰腺癌鉴别。胰腺癌表现见胰腺癌相关章节。

(3)胰腺段胆管癌:内镜超声可显示自身免疫性胰腺炎的胆管壁呈光滑均匀增厚,而胆管癌的管壁呈不规则增厚。

第三节　胰腺囊肿

一、真性囊肿

真性囊肿较小,囊壁来自于腺管或腺泡上皮组织,分为先天性囊肿、后天性囊肿。多因炎症、结石、外伤和肿瘤等原因引起胰管梗阻、胰液潴留而形成,位于主胰管附近的胰实质内。寄生虫性囊肿较为罕见。

1. 超声典型声像图特征

(1)发生部位:胰腺实质内。

(2)形态:圆形或椭圆形,边界清晰(图3-3-1)。潴留性囊肿有时可见与扩张的胰管相通(图3-3-2)。寄生虫性囊肿囊

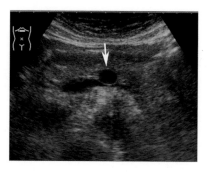

图 3-3-1　胰腺先天性囊肿灰阶超声图像

胰体部小囊肿(箭头所示),边界清晰、规则

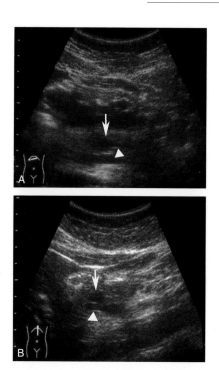

图 3-3-2　胰腺潴留性囊肿灰阶超声图像

A.胰腺菲薄,体部可见不规则囊肿(箭头所示),与其旁胰管似相通(三角箭头所示);B.胰腺短轴切面可见囊肿(箭头所示)与胰管相邻(三角箭头所示)

壁可见不规则增厚。

（3）回声特征:无回声,后壁回声增强。当多囊胰为多发的密集分布的小囊肿时,超声仅表现为胰腺实质回声明显增强、不均匀,而不能显示典型的囊肿。寄生虫性囊肿囊内有子囊或头节时可见囊中囊或囊壁强回声团。

（4）彩色血流特征:囊肿内部无血流信号。

2. 超声鉴别诊断要点

（1）胰周血管断面:可应用 CDFI 鉴别。

（2）假性囊肿:多继发于急、慢性胰腺炎,囊肿一般较大,形态不规则,内部可见絮状坏死组织回声。

二、假性囊肿

假性囊肿多继发于胰腺炎症、外伤或手术后,囊内可合并结石、出血或感染,偶尔可因胰酶侵蚀或外伤引起囊肿破裂。较小的囊肿常无症状,囊肿较大时,因压迫邻近器官而产生相应症状。

1. 超声典型声像图特征

(1) 发生部位:胰腺实质以胰腺体尾部多见;胰腺周围以小网膜腔、肝胃与结肠系膜之间,及肾旁间隙多见。

(2) 形态:圆形或椭圆形,囊壁强回声清晰规整,厚一至数毫米不等,可见强回声钙化灶。多为单房,少数呈分隔状。

(3) 回声特征:无回声,后方回声增强(图 3-3-3)。当有坏死组织或合并出血、感染等,囊内可见点状、絮状低或中等回声。

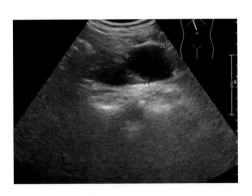

图 3-3-3　胰腺假性囊肿灰阶超声图像

急性胰腺炎后 3 个月,胰尾部囊肿(÷)

(4) 彩色血流特征:囊内无血流信号。

(5) 超声造影:自动脉期至静脉期始终无增强(图 3-3-4)。

2. 超声鉴别诊断要点

(1) 与相邻的非胰腺部位囊肿鉴别,可通过呼吸运动协助鉴别,必要时结合临床资料以及 CT、MRI 等综合考虑。

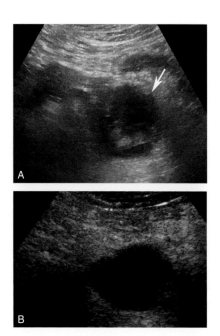

图 3-3-4　胰腺假性囊肿灰阶超声图像

A.急性胰腺炎后胰尾部囊肿,内可见坏死组织低回声(箭头所示);B.超声造影呈无增强

（2）与胰腺周围的动脉瘤、动静脉畸形等鉴别,应用 CDFI 可显示囊内有血流信号。

（3）胰腺囊腺瘤:见第四节胰腺囊腺瘤。

第四节　胰腺囊腺瘤

胰腺囊腺瘤是胰腺囊性肿瘤的一种,主要分为浆液性囊腺瘤和黏液性囊腺瘤。浆液性囊腺瘤（SCN）体积通常较小,黏液性囊腺瘤（MCN）体积较大,典型的表现为"蛋壳样"钙化,易恶变。

1. 超声典型声像图特征

（1）发生部位:浆液性囊腺瘤可发生于胰腺任何部位,而黏液性囊腺瘤多发生于胰腺体尾部。

(2) 形态:浆液性囊腺瘤及黏液性囊腺瘤形态多为规则的圆形或椭圆形,较大时可呈分叶状,边界清楚(图 3-4-1,图 3-4-2)。

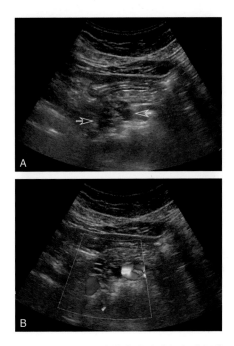

图 3-4-1 胰腺浆液性囊腺瘤常规超声图像

A. 胰头部见分隔囊性团块(箭头所示),边界清楚,形态不规则,囊较小;B. CDFI 显示病灶无明显血流信号

(3) 回声特征:典型的浆液性囊腺瘤为囊实混合回声,囊小且多,内有纤细的稍高回声分隔(图 3-4-1),病灶与主胰管不相通,少数病灶中心分隔处可见强回声的钙化。MCN 通常体积较大(图 3-4-2),多表现为单囊或少囊(<6 个)的分隔囊性病灶,以单囊多见,最大囊直径通常 >2cm,内部可见较粗的稍高回声分隔,病灶与主胰管不相通;可见低回声的壁结节突入

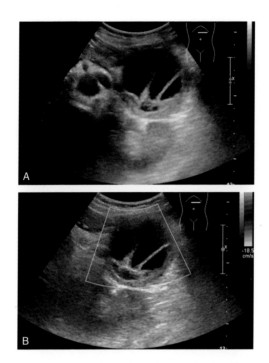

图 3-4-2　胰腺黏液性囊腺瘤常规超声图像

A. 胰尾部见分隔囊性团块, 边界清楚, 形态较规则, 囊壁厚薄不均, 囊腔较大, 内分隔较粗;

B. CDFI 显示病灶无明显血流信号

腔内, 囊壁可厚薄不均, 部分病灶的囊壁可见钙化。二者均很少引起主胰管扩张。

（4）彩色血流特征: 通常无明显血流信号（图 3-4-1B, 图 3-4-2B）, 少数病例的实性成分内可见点、线状血流信号。

（5）超声造影: 动脉期肿瘤实性成分多表现为等增强或高增强, 肿瘤内的分隔和壁结节强化明显, 静脉期多为等增强; 囊性成分全程无强化（图 3-4-3）。

2. 超声鉴别诊断要点

（1）胰腺实性假乳头状瘤: 年轻女性多见, 好发于胰腺头尾部, 多表现为囊实性混合回声或低回声, 有包膜, 主胰管无

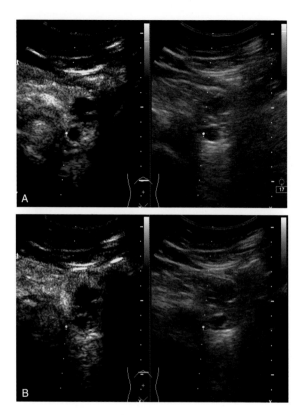

图 3-4-3　胰腺囊腺瘤超声造影图像

A.动脉期病灶的囊壁及分隔表现为等增强;B.静脉期
仍呈等增强,其内囊性成分全程无增强

扩张。超声造影动脉期及静脉期周边包膜环状增强。

（2）胰腺假性囊肿：多表现为单发或多发的无回声团,囊壁厚薄不均,部分囊腔内透声较好,部分囊腔可见絮状低回声沉积;超声造影病灶全程无增强。

（3）胰腺导管内乳头状黏液瘤：好发于胰头和钩突,超声多表现为囊实混合回声,内可见分隔和乳头状结节,病灶与扩张的胰管相通。

第五节 胰 腺 癌

胰腺癌是一种恶性程度极高的实体肿瘤。多见于40~80岁男性,主要为导管腺癌。早期无特异性症状,可表现为上腹部不适、消化不良、腰背部疼痛等症状,出现明显症状时多为中晚期。

1. 超声典型声像图特征

(1) 发生部位:多发生于胰头部。

(2) 形态:多数病灶表现为形态不规则、边界不清,呈"蟹足样"改变。

(3) 回声特征:胰腺癌主要表现为低回声(图3-5-1A);当病灶较大时,易侵犯周围组织,包绕胰周血管;常导致胰管扩张;中晚期,胰周可见多发肿大的淋巴结。

(4) 彩色血流特征:多数胰腺癌难以检测到血流信号(图3-5-1B),少数病灶周边或内部内可见点、线状血流信号。

(5) 超声造影:典型表现为所有时相均呈低增强(88%~93%)(图3-5-2),部分病灶内部可见肿瘤血管(50%)。

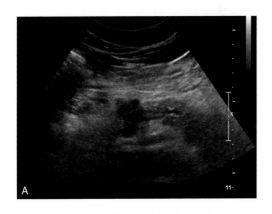

图3-5-1 胰腺癌常规超声图像

A.胰颈部见低回声团块,边界欠清楚,形态不规则,主胰管扩张

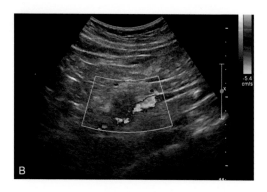

图 3-5-1(续)

B. CDFI 显示病灶无明显血流信号

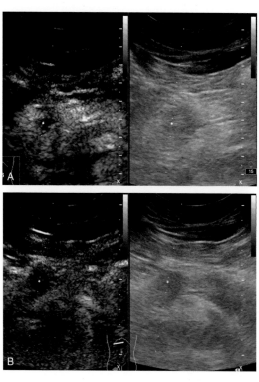

图 3-5-2　胰腺癌超声造影图像

A. 动脉期病灶呈低增强;B. 静脉期呈明显低增强

2. 超声鉴别诊断要点

（1）胰腺实性假乳头状瘤：年轻女性多见，好发于胰腺头尾部，肿瘤多表现为囊实混合回声或低回声，有包膜，边界清楚，胰管无扩张。超声造影动脉期及静脉期周边包膜环状增强。

（2）局限性胰腺炎：见"慢性局限性胰腺炎"部分。

（3）胰腺神经内分泌肿瘤：常规超声多表现为边界清楚、形态规则的低回声，肿瘤较大时可出现液化坏死；CDFI 示部分病灶内血流信号丰富。超声造影动脉期多表现为显著高增强(95.8%)，静脉期多为等增强或低增强，部分可表现为高增强。

第六节　胰岛细胞瘤

胰岛细胞瘤是一类神经内分泌肿瘤，分为功能性和无功能性两种类型，多数为良性，少数为恶性。肿瘤多单发，体积较小；无功能性胰岛细胞瘤多无特异性临床表现，功能性胰岛细胞瘤多为胰岛素瘤，常表现为反复发作的空腹低血糖。

1. 超声典型声像图特征

（1）发生部位：胰腺任何部位。

（2）形态：多数病灶为规则的圆形或椭圆形，边界清楚（图3-6-1）。

（3）回声特征：主要表现为低回声结节，一般肿瘤体积较小，不引起胰管扩张（图 3-6-1）；当病变较大继发坏死液化时，内部回声不均匀，可表现为囊实混合回声。

（4）彩色血流特征：多数病灶内有丰富的彩色血流信号，无功能性胰岛细胞瘤可表现为少血流信号（图 3-6-1）。

（5）超声造影：动脉期呈显著高增强，部分无功能性肿瘤可表现为低增强；静脉期多表现为等增强或低增强，部分可呈高增强（图 3-6-2）。

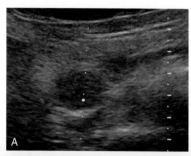

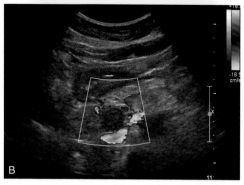

图 3-6-1 胰岛细胞瘤常规超声图像

A.胰头部见圆形低回声结节,边界清楚,形态规则,主胰管不扩张;B.CDFI 显示病灶内见点状血流信号

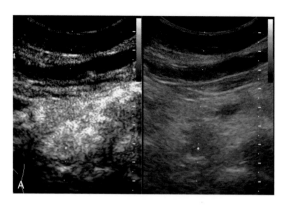

图 3-6-2 胰岛细胞瘤超声造影图像

A.动脉期病灶呈均匀高增强

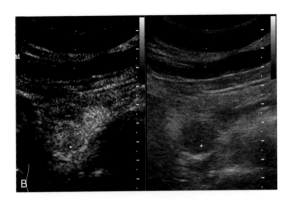

图 3-6-2（续）

B. 静脉期呈轻度高增强

2. 超声鉴别诊断要点

（1）胰腺实性假乳头状瘤：见第七节胰腺实性假乳头状瘤。

（2）胰腺癌：见第五节胰腺癌。

（3）局限性胰腺炎：见第二节胰腺炎。

第七节　胰腺实性假乳头状瘤

胰腺实性假乳头状瘤是一种少见的具有恶性潜能的交界性肿瘤，具有明显年龄和性别倾向，好发于年轻女性。

1. 超声典型声像图特征

（1）发生部位：胰腺的任何部位。

（2）形态：大多数病变形态规则，呈圆形或类圆形，边界清晰，有包膜回声。

（3）回声特征：内部回声随病变囊实性成分比例不同而改变，分囊性为主型、实性为主型、混合型。其中实性为主型多见，呈低回声，可伴有小的无回声区（图 3-7-1）。

（4）彩色血流特征：于肿块周边或实性部分可探及少许的血流信号，部分可测及动静脉频谱。

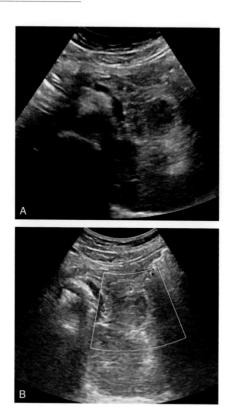

图 3-7-1　胰腺实性假乳头状瘤常规超声图像

A. 胰腺尾部探及一低回声肿块, 边界清楚, 类圆形; B. CDFI 示肿块内无明显血流信号

（5）超声造影：早期肿块周边环状等增强和肿块内部低增强伴始终无增强区（图 3-7-2）。

2. 超声鉴别诊断要点

（1）胰腺囊腺瘤：胰腺囊腺瘤好发于胰体尾部，以中年女性多见，肿块内呈多房样或蜂窝状无回声区，囊壁及后方回声增强；部分囊壁及分隔较厚，囊壁边缘可见乳头状实性结构突向囊腔，一般不引起主胰管和胆管扩张。

（2）胰腺假性囊肿：多有急、慢性胰腺炎或外伤病史，多出现于胰腺周围，囊壁无不规则增厚或乳头状突起，内部无

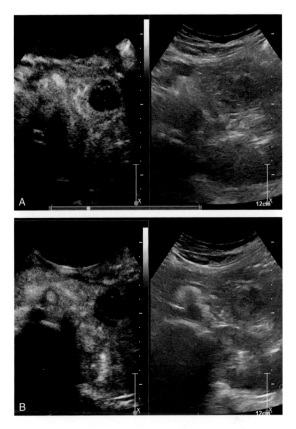

图 3-7-2 胰腺实性假乳头状瘤超声造影图像

A. 造影早期肿块周边有环状等增强;B. 肿块内部有不均匀条状增强区,可见大片无增强区

血供。

(3) 胰腺神经内分泌瘤:肿块多呈低回声,边界清晰,内回声均匀,与正常胰腺组织分界清楚,该肿瘤系富血供肿瘤,因此超声造影早期以高增强为主,中期呈高增强或等增强,少部分呈稍低增强。

(4) 胰腺癌:胰腺癌多见中老年男性,有腹痛和腰背痛、进行性消瘦、黄疸等症状,肿块多位于胰头区,边界不清晰,形态不规则,无包膜,肿瘤内部可呈实性或囊实性,肿块血供不丰富,常导致主胰管和胆管扩张;超声造影多表现为不均匀低增强。

第八节　壶腹周围癌

是指发生于肝胰壶腹及其周围 2cm 范围内的肿瘤。肿瘤多数体积较小。本病较早出现黄疸,呈进行性加重。常伴上腹痛、上消化道出血、发热、贫血、呕吐及胆囊肿大、肝大。

1. 超声典型声像图特征

(1) 发生部位:主要位于胰头部右侧,十二指肠左后方。

(2) 形态:多呈类圆形,边界欠清或不清,较大者形态可不规则。

(3) 回声特征:肿瘤可呈低回声、等回声或高回声,其中以低回声多见,内部回声较均匀(图 3-8-1A)。

(4) 彩色血流特征:多数肿瘤内血流信号稀少(图 3-8-1B)。

(5) 间接征象:肝内、外胆管扩张伴胰管扩张及胆囊增大(图 3-8-1C、D、E)。

(6) 超声造影:动脉期多为等或高增强,静脉期多为低增强(图 3-8-2)。

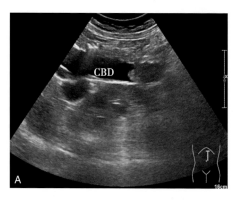

图 3-8-1　壶腹部癌常规超声图像

A. 胆总管下段管腔内见实性低回声团块,边界尚清,形态不规则

CBD:胆总管

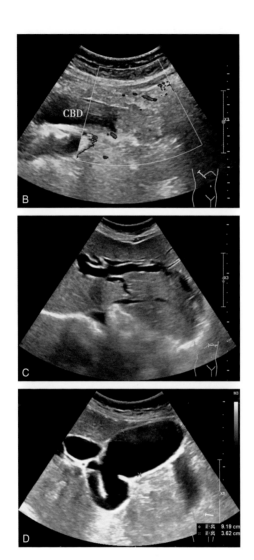

图 3-8-1(续)

B. CDFI 示肿块内无明显血流信号;C. 肝
内胆管扩张;D. 胆囊增大

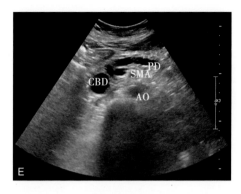

图 3-8-1(续)

E. 胰管扩张

PD:胰管;SMA:肠系膜上动脉;AO:主动脉

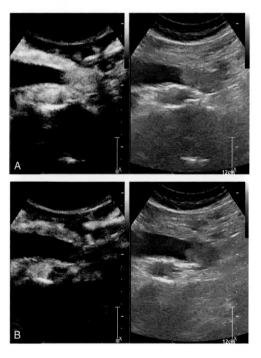

图 3-8-2 壶腹部癌超声造影

A. 造影动脉期与周边组织相比较,肿块呈等增
强;B. 静脉期与周边组织相比较,肿块呈低增强

2. 超声鉴别诊断要点

(1) 胰腺癌:肿块多位于胰头区,边界不清晰,形态不规则,无包膜,内部可呈实性或囊实性,血供不丰富,常导致主胰管和胆管扩张。症状与壶腹周围癌相似,但后者肿块较小时即可出现胆管扩张、黄疸,且肿块多发生在管腔内,胰腺肿大不明显。

(2) 胆总管结石:结石常常嵌顿于壶腹部,为强回声,伴声影,强回声团与胆管壁之间分界清楚,改变体位后结石可能发生位置变动。

(3) 十二指肠乳头炎:超声表现与壶腹周围癌相似,但临床表现一般无进行性黄疸,治疗后复查肿块可明显缩小或消失。

(4) 壶腹部炎性狭窄:胆总管末端逐渐变细,内无肿块回声。

(5) 腹膜后肿瘤:肿块多位于脾静脉后方,一般与胰腺之间可见分界,胰管、胆管扩张较少见。

第四章　脾　脏

第一节　概　述

一、解剖概要

脾脏位于左季肋区,分为膈面和脏面两部分。脏面中央为脾门结构,有脾血管、淋巴管和神经出入,组成脾蒂。脾的血管包括脾动脉和脾静脉,脾动脉是腹腔动脉的分支,脾静脉在胰颈后方与肠系膜上静脉汇成门静脉。

二、脾脏超声检查内容

1. 脾脏位置、大小、形态。
2. 脾脏实质回声特征,有无占位性病变,初步鉴别脾脏占位性病变的性质。
3. 脾脏外伤。
4. 脾脏血管病变。

三、超声仪器调节方法

超声探头:通常采用低频凸阵探头,频率 3.0~5.5MHz。对于小儿、体形较瘦的成人,或者病变部位较浅时也可以选用高频线阵探头。

图像调节:通过调节图像增益、动态范围、时间增益补偿、深度、焦点数量及焦点位置等获得高分辨率、高清晰度同时无伪像的脾脏灰阶图像。正常脾实质呈中等回声。CDFI 检查应注意取样框大小,合适的彩色信号阈值,以达到既能敏感显示血流又不出现彩色外溢等伪像为准。

四、扫查方法与基本切面

1. 患者体位 检查时可采用仰卧位、右侧卧位、坐位或半卧位。

2. 扫查步骤 通常从左侧季肋区沿第 7、8、9 肋间斜断扫查,获得脾脏的前斜冠状断面。扫查时注意尽量多角度侧动探头,并嘱患者以深呼吸配合,尽可能全方位扫查。对于被肺气遮挡的膈顶部分,可以选用小凸阵探头扫查。

3. 常用基本切面 肋间前斜冠状断面,腋后线冠状面。

4. 图像存储基本要求

(1) 肋间前斜冠状断面,同时显示脾门、脾脏的上极和下极(图 4-1-1)。

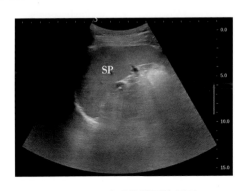

图 4-1-1 脾脏前斜冠状断面
经左侧季肋区肋间扫查,SP:脾脏

(2) 脾脏下缘超过肋弓时,显示肋弓与脾脏下缘的前斜冠状断面(图 4-1-2)。

五、脾脏测量

1. 脾脏厚径 通常采用平卧位或右侧卧位沿脾长轴的

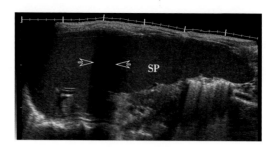

图 4-1-2   脾大

显示脾脏与肋弓的关系,箭头所示为肋弓产生的声影

肋间斜断面测量,注意显示膈面的弧形轮廓和脾门的血管结构。脾脏厚径是指脾脏膈面弧形轮廓最高点至脾门处的距离(图 4-1-3)。

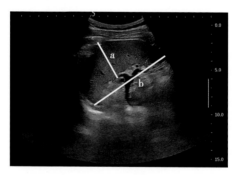

图 4-1-3   脾脏测量

线段 a 示脾脏厚径测量;线段 b 示脾脏长径测量

2. 脾脏长径   脾脏长径测量要求测量脾脏的最大长径。在上述脾脏厚径测量断面的基础上,侧动探头显示脾脏的上极和下极,此断面上脾脏上极和下极之间的直线距离为脾脏的长径(图 4-1-3)。

3. 脾静脉宽度   脾门处测量脾静脉宽度。

4. 脾脏测量正常参考值见表 4-1-1。

表 4-1-1　成人脾脏测量正常参考值

	男	女
厚径	<4.0cm	<3.8cm
长径	<12cm	<12cm
脾静脉宽度	<0.8cm	

第二节　脾脏弥漫性肿大

脾脏弥漫性肿大原因包括急性感染、慢性感染、充血性脾肿大、某些血液病和其他一些少见疾病。

1. 超声典型声像图特征　具有以下条件之一者应考虑脾肿大：

（1）成人脾脏厚径 >4cm，同时吸气后脾脏下缘超过肋弓。

（2）脾脏长径 >12cm，根据肿大程度分为轻度、中度及重度。

轻度：仅表现为超声测值增加，形态无明显改变，仰卧位平静呼吸时脾脏下缘不超过肋弓，深吸气时不超过肋缘 3cm。

中度：脾脏的体积增大，下缘超出肋弓 3cm（仰卧位平静呼吸），但未超过脐水平，未对邻近器官产生压迫移位。

重度：脾脏体积显著增大，对邻近器官产生压迫征象如肾脏向内移位、变形或伴有膈面明显抬高，脾前缘超过锁骨中线。严重脾脏肿大者右侧可超过腹中线，下缘达盆腔。

2. 超声鉴别诊断要点

（1）左肝巨大肿瘤：肿物占据左侧季肋区并使脾脏向背侧移位。

（2）左肾和横结肠肿物。

（3）脾下垂和游走脾：脾下垂常常合并其他内脏下垂，且多数脾下垂受检者脾体积正常，有助于鉴别。但脾下垂可和脾大并存。游走脾系脾区未见正常脾脏声像图，游走脾多位于左侧腹盆腔，有时也可位于腹股沟区，其回声与脾脏相似，努力寻找有关脾门切迹及脾门血管影像,有助于鉴别诊断。用 CDFI 检查可以帮助确认脾的血管。

第三节　脾　脏　肿　瘤

　　脾脏肿瘤性病变并不多见,包括原发性肿瘤和继发性肿瘤,前者包括良性肿瘤和恶性肿瘤,继发性肿瘤多是上皮源性的恶性肿瘤。

　　1. 超声典型声像图特征　脾脏实质内局部占位性病变,伴有规则或不规则的脾肿大。根据声像图可以将病变分为实性肿瘤、囊性肿瘤和混合性肿瘤三类。实性肿瘤根据其内部回声特点分为低回声、高回声和不均质回声。

　　(1)脾脏血管瘤:脾脏血管瘤的声像图表现与肝脏血管瘤类似,病变以高回声为主,内部可呈网格样改变,边界清,回声较均匀,体积较小的病变多呈圆形和类圆形,当病变较大并发生继发的病理改变,例如坏死、玻璃样变性等时,病变内部回声表现多样,不均匀(图 4-3-1)。超声造影有一定诊断价值,一般为"快进慢出"的增强模式。

　　(2)脾脏恶性肿瘤:主要有淋巴瘤及转移瘤。淋巴瘤是

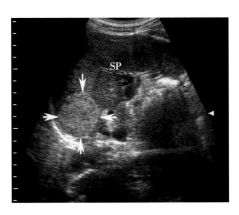

图 4-3-1　脾脏血管瘤声像图

箭头所示类圆形高回声结节,边界清晰;SP:脾脏

最常见的脾脏原发性恶性肿瘤。肿瘤局限性生长时,脾实质内出现单个或多个边缘清晰、光滑的低回声圆形、类圆形肿块,直径多<5cm,无包膜,内部回声均匀,后方无增强效应(图4-3-2)。肿瘤融合时,可呈分叶状。部分肿瘤呈小结节状聚集分布,结节内部为密集的低回声区,间以较厚的强回声分隔,呈蜂巢状(图4-3-3),甚至可以弥漫至全脾。肿瘤呈弥漫浸润性生长时,脾明显肿大,内部回声减低。脾转移瘤声像图表现

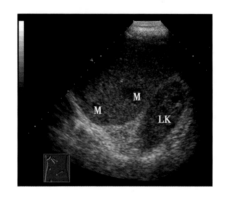

图 4-3-2　脾非霍奇金淋巴瘤
脾脏实质内病变呈圆形或类圆形的小结节(M);LK:左肾

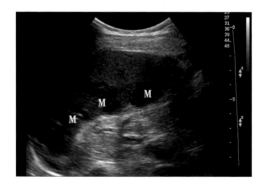

图 4-3-3　脾非霍奇金淋巴瘤
脾脏实质内病变不规则的片状低回声区,其内呈蜂巢样改变(M)

较复杂,其共同表现为不同程度的脾肿大和脾实质内团块状回声,积极发现原发病灶,是诊断脾转移瘤的佐证。超声造影通常表现为"快进快退"。

2. 超声鉴别诊断要点 超声检查易发现脾脏肿瘤性病变,但良性与恶性的鉴别比较困难。脾肿瘤需与脾梗塞、血肿、假性囊肿、脓肿、包虫囊肿、结核等鉴别。脾梗塞和脾血肿早期表现为低或无回声,以后呈混合性回声。脾血肿多有外伤史,多呈新月形。典型的脾梗塞呈楔形。脾假性囊肿有外伤或感染病史,其无回声区有明显的壁,透声性好。脾脓肿常伴急性感染症状,脾实质内呈不规则无回声区,其内有碎屑样回声。

第四节 脾脏梗死

脾脏梗死可由心脏或腹腔动脉内血栓、动脉插管术等导致脾动脉分支栓塞引起,也可由红细胞增多症、恶性肿瘤、淤血性脾肿大等使脾脏局部缺血坏死所致。临床及影像学表现不能准确表明疾病严重程度。

1. 超声典型声像图特征

(1) 发生部位:多发生在脾实质的前缘部。

(2) 形态:典型表现为尖端朝向脾门部的楔形或不规则回声异常区,边界清楚,可伴有脾大。

(3) 回声特征:急性期为脾脏实质内单发或多发楔形低回声,楔形底部朝向脾包膜,尖端指向脾门。随着病程延长,脾内回声强弱不均,可表现为不同程度的高回声、强回声(钙化灶尚可伴有声影)。当脾梗死组织液化坏死时,可出现不规则无回声区,可发展为假性囊肿(图4-4-1)。

(4) 彩色血流特征:可显示脾实质内梗死区缺乏血流灌注,其形态特征有助于本病诊断(图4-4-2)。

(5) 超声造影:脾梗死区与周围实质相比多无增强,边界清晰,动脉相有时可见动脉分支,增强时突然中断。

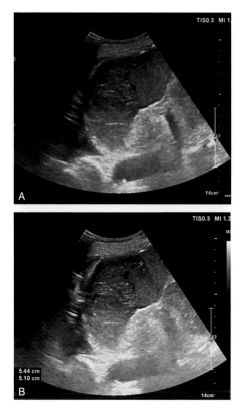

图 4-4-1 脾梗死常规超声图像

A、B. 脾脏实质内楔形低回声区(星号所示),
底部朝向脾包膜,尖端指向脾门

2. 超声鉴别诊断要点

(1)脾脓肿:脾脓肿显示脾肿大,内可见无回声区,壁厚、不光整,其内可见点状及斑片状高回声漂浮,结合临床资料,有助于鉴别。

(2)脾血管瘤:血管瘤常为圆形、椭圆形稍高回声结节,较易鉴别。

(3)脾恶性肿瘤:脾梗死属变性坏死性病变,而非占位性病变,不引起脾包膜和轮廓形态改变,而恶性肿瘤常伴有脾包

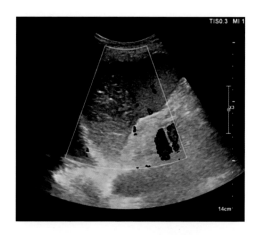

图 4-4-2　脾梗死彩色血流图像

梗死区无 CDFI 血流显示

膜变化,鉴别困难时可结合超声造影等检查。

第五节　脾 脏 外 伤

脾破裂在腹部闭合性损伤中居于首位。根据损伤的范围和程度可分为:真性破裂、中央型破裂、包膜下破裂。临床表现与脾破裂的严重程度、破裂类型、失血量和速度以及伴发伤有关。常伴腹痛、心率加快、腹部移动性浊音等。

1. 超声典型声像图特征

(1) 发生部位:脾包膜与脾实质之间或在脾实质内部及脾周围显示无回声区,脾包膜连续或中断。

(2) 形态:外形正常或增大,液性暗区底部常可见到条、块状沉积物。

(3) 回声特征:真性破裂多表现为脾包膜连续性中断,局部回声模糊,或局限性无回声区,严重破裂者脾脏失去正常轮廓,边界模糊不清,内部回声杂乱。中央型破裂轻者脾实质内局限性回声不均匀,较重者可见单发或多发小片无回声区,边缘常不整齐。包膜下破裂超声表现为"被覆征",即脾的背面覆盖一层不均匀等或低回声区(包膜下积血和血凝块),与脾界限清楚。若脾脏未见异常,但腹腔内有出血,也应考虑脾破裂引起出血的可能(图4-5-1、图4-5-2、图4-5-3)。

(4) 彩色血流特征:脾挫伤和血肿内常无血流信号。

(5) 超声造影:脾破裂区域显示为边缘清晰的轻度增强或无增强区,尤其在增强晚期更为明显(图4-5-4)。

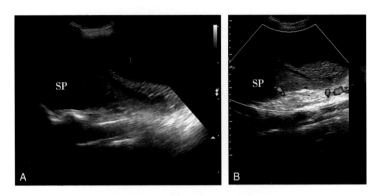

图4-5-1　脾真性破裂超声图像

A、B. 脾脏包膜连续性中断,周围大量液性无回声区

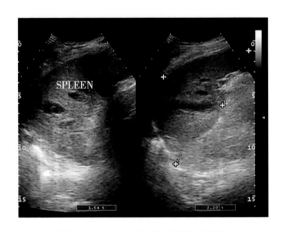

图4-5-2　脾中央型破裂超声图像

脾实质内多发小片无回声血肿形成

SPLEEN:脾脏

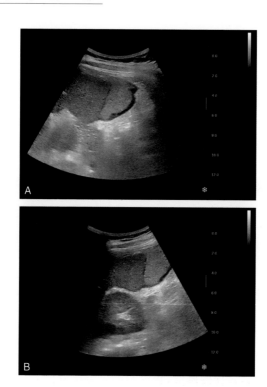

图 4-5-3　脾包膜下破裂超声图像

A、B.脾脏背面覆盖不均匀等回声区,呈"被覆征"

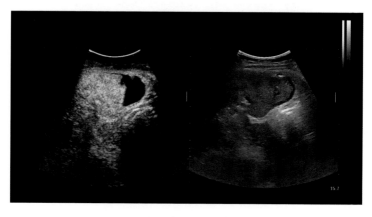

图 4-5-4　脾包膜下破裂超声造影图像

脾破裂区域显示为边缘清晰的无增强区

2. 超声鉴别诊断要点

(1) 脾脏囊肿性疾病:脾实质内圆形或椭圆形无回声区,边缘清晰、锐利、后方回声增强,结合外伤史和声像图的动态变化,可与脾破裂相鉴别。

(2) 脾分叶畸形:脾切迹可表现为自脾表面向内延伸的裂缝状回声带,脾呈分叶状,内部回声正常。在有腹部外伤史时,易被误诊为脾破裂或左上腹肿瘤。分叶畸形时腹腔、盆腔内无液性暗区,动态观察有助于鉴别。

第六节 脾 脓 肿

脾脓肿较少见,常为全身感染性疾病或脾脏周围脏器感染直接波及或经淋巴道蔓延至脾脏所致。超声引导下穿刺抽出脓液可明确诊断。

1. 超声典型声像图特征

(1) 发生部位:可发生于脾脏各部位。

(2) 形态:常伴脾肿大,程度与脓肿发生部位、大小及数量有关。

(3) 回声特征:脾脏实质内局限性的低回声或混合性回声病变(图 4-6-1)。脓肿壁较厚,边缘常不规则。早期表现为脾实质内单个或多个圆形或不定形的回声增强或减低区,边缘不规则,回声不均匀。随着病情进展,病灶内坏死液化,内部出现不规则的无回声区,其间有散在的小点状及斑片状高回声,随体位改变而浮动。

(4) 彩色血流特征:早期可探及较丰富彩色血流信号,在成熟期,在脓肿边缘可出现少许彩色血流信号,内部液化区无血流信号。

(5) 超声造影:早期脾脓肿内部及分隔可轻度增强,中晚期超声造影表现为周围环状增强、边缘清晰,其内部坏死、液化部分无增强。脾包膜下或脾周脓肿病灶表现为周围环状增强,中心无明显增强。

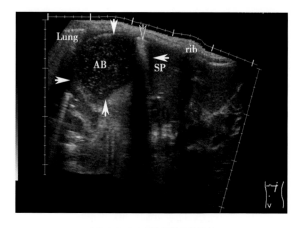

图 4-6-1　脾脓肿声像图

本例为大肠杆菌引起的脾脓肿,大肠杆菌具有产气能力,所以脓腔内可见气体回声(空心箭头所示)

AB:脓腔,实心箭头所示为脓腔范围;SP:脾脏;Lung:肺;rib:肋骨

2. 超声鉴别诊断要点

(1) 脾囊肿:脾囊肿囊壁薄,且轮廓清晰,内部呈无回声。

(2) 脾血肿:脾血肿因出血量和时间的不同而表现为低回声、高回声或无回声。可结合外伤史及声像图的动态变化与脾脓肿鉴别。

(3) 脾梗死:绝大多数脾梗死表现为指向脾门的楔形异常回声区。

(4) 淋巴瘤:显示为脾内均匀性低回声团块。

(5) 转移癌:可表现为低回声或高回声团,与未液化的脾脓肿很难鉴别。但是动态观察,脾脓肿在短期内变化很大。超声引导下细针抽吸细胞学检查可确诊。

第五章 肾 脏

第一节 概 述

一、解剖概要

肾脏的被膜自内向外分别为纤维膜、脂肪囊及肾筋膜。内层为纤维膜,呈紧贴肾皮质的强回声线,纤细而光滑;脂肪囊显示为纤维膜外包绕肾脏的回声带,与肾窦回声相延续,其宽窄和回声水平因人而异;肾筋膜为位于脂肪囊外面的强回声线。

二、肾脏超声检查内容

1. 判断肾脏的位置、形态、大小及有无异常 如一侧肾脏未见或图像识别困难,则应注意了解有无异位肾(盆腔、胸腔)、萎缩肾或先天性肾发育不全、肾缺如,尤其要注意有无手术史和外伤史,并注意结合 CT、MRI 等其他影像学检查资料仔细鉴别。

2. 肾实质(皮质、髓质)的厚度和回声强度,肾窦区的(集合系统)回声结构及其所占比例有无异常,有无积水等。怀疑肾脏有恶性肿瘤时,应常规检查肾门部及主动脉、下腔静脉周围有无肿大淋巴结,肾静脉和下腔静脉内有无瘤栓。

3. 肾内异常回声的部位、大小、形态和声学特征。

4. 观察肾周有无积液或其他异常征象。

5. 观察肾脏及其病变与毗邻器官和血管的关系。

6. 在检查肾脏声像结构的同时,还要留意观察肾脏随呼吸的活动情况,有助于发现肾下垂的异常情况。超声检测应根据不同肾脏疾病的检查要求,确定观察重点和内容。

7. 肾血流的 CDFI 检查。

三、超声仪器调节方法

所有频率为 3~5MHz 探头都可用于检查肾脏,但一般专用普通腹部超声诊断仪显像更佳。凸阵和扇扫探头有利于显示肾脏的全貌。儿童选用频率比成人高一些,常选用 5~7MHz 探头。检查肾血管要求用品质性能较好的彩色超声诊断仪,低品质彩色超声诊断仪对肾内血管的显示常很困难,尤其不适合肥胖患者。

四、扫查方法与基本切面

检查肾脏时患者无需特殊准备。大量饮水并高度充盈膀胱,可能引起肾盂轻度扩张,更方便显示肾窦内的肾盏、肾盂和输尿管,并进而了解输尿管和膀胱的状态。

被检查者取仰卧位、侧卧位和俯卧位均适宜肾的超声显像,腹部垫一硬枕,取站立位亦对检查有帮助。有时被检查侧上臂举至头部以改变超声检查窗亦对检查有帮助。总之,检查肾脏取不同体位从多路径多切面进行扫查很有意义。如对探头适当加压,能有效地排除肠气干扰并缩短探头与肾脏之间的距离。深吸气末侧腰部扫查是最常用的辅助方法。

检查时探头的位置和扫查方向不同,声像图所显示的肾脏断面轮廓各不相同。值得特别提醒的是新生儿及幼儿肾脏声像图与成人相似但有明显差异。

1. 冠状断面　可测得肾脏最大的长径和宽径。取仰卧位、俯卧位或侧卧位,探头置于腰部腋后线,行纵切面扫查,使声束指向脊柱内前方,可获得肾脏纵切面的最大冠状断面声像图。标准肾脏冠状断面呈"蚕豆"形,外凸内凹,此断面内凹的部位应显示肾血管和肾盂等肾门结构(图5-1-1)。

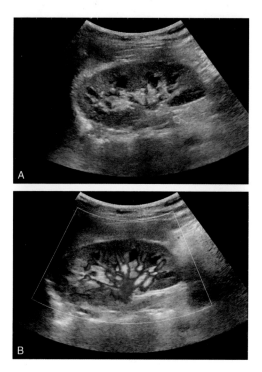

图5-1-1 肾脏冠状断面

A. 肾脏冠状断面二维超声图像;B. 肾脏冠状断面 CDFI 血流图像

2. 矢状断面 可测得肾脏最大的长径和厚径。取仰卧位、俯卧位或侧卧位,探头置于腰背部或季肋部沿肾脏长轴纵向扫查,并使声束向上倾斜,即获得肾脏矢状断面图(图5-1-2)。

3. 横断面 可测得肾脏不同位置的宽径和厚径。取仰卧位、俯卧位或侧卧位,一般是在长轴扫查的位置将探头旋转90°垂直检查[使断面的前后径(厚径)和宽径最小],即可显示肾脏横切的断面声像图。标准肾门部横切面似"马蹄"形,应

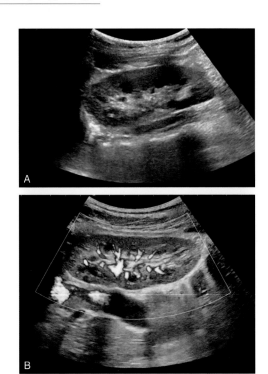

图 5-1-2　肾脏矢状断面

A. 肾脏矢状断面二维超声图像;B. 肾脏矢状断
面 CDFI 血流图像

显示肾血管和肾盂等肾门结构。肾门上、下部位的肾脏横断
面呈卵圆形,肾窦强回声区完全被实质低回声带包绕。

五、肾脏测量

1. 肾脏的灰阶切面超声测量

(1) 肾脏长径:常用标准肾脏的长轴断面,包括冠状断面
和矢状断面。从肾脏上极的上缘至下极的下缘测得。

(2) 肾脏宽径:常用标准肾门部横断面,从肾门血管进入
处至肾横切面的最凸点测得。

(3) 肾脏厚径:常用标准肾门部横断面。通过横径的中点

且与其垂直的径线。

（4）实质厚度：常用标准冠状断面的中部，从肾窦的外缘至肾皮质的外缘（包括皮质和髓质）测得。

（5）皮质厚度：常用标准冠状断面的中部，从肾髓质（锥体）的外缘至肾皮质的外缘测得。

目前国内认可的中国人肾脏径线为：长径为 10~12cm，宽径为 5~6cm，厚径为 3~4cm。正常肾实质厚度为 1.5~2.5cm。

2. **肾血管和血流的多普勒超声检查**

（1）**肾动脉**：检查方法是从肾门连续追踪至起始部（腹主动脉中段侧壁发出的），是行走于同名肾静脉之后的腹膜外搏动性细管状结构，成人肾动脉内径为 0.5~0.6cm。峰流速（V_{max}）为 60~140cm/s，与腹主动脉血流速度之比≤3.0。一般情况下肾段动脉、叶间动脉的内径显示不十分清晰，但 CDFI 可以清楚显示其血流信号，阻力指数（resistance index，RI）在 0.56~0.7 之间，加速时间（acceleration time，AT）<70ms（图 5-1-3，图 5-1-4）。

（2）**肾静脉**：检查方法同肾动脉，但不能过分加压探头。双侧肾静脉伴行于肾动脉前下外侧，内径为 0.8~1.1cm，可以显示其全段以及汇入下腔静脉中段侧壁。右肾静脉于胰头钩突下方汇入下腔静脉。一般来说左肾静脉明显较长，而且内

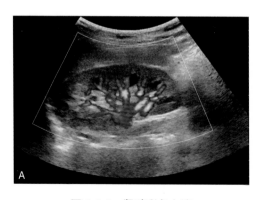

图 5-1-3 肾脏彩色血流

A. 肾脏长轴彩色血流图

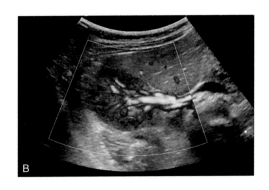

图 5-1-3(续)

B. 肾脏短轴彩色血流图

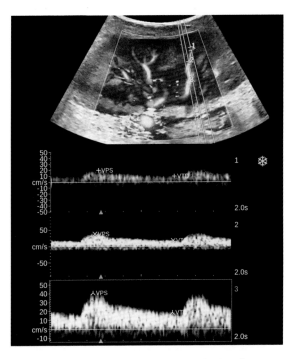

图 5-1-4 肾脏动脉多普勒血流超声图像

径较右肾静脉略粗,特别是邻近腹主动脉左侧的一段,内径可达 1.0~1.2cm。

第二节　肾脏弥漫性病变

肾脏弥漫性病变包括急慢性肾小球肾炎、肾盂肾炎、肾病综合征、狼疮性肾炎等。根据病理改变不同分为三类:以肾实质充血、水肿为主;以结缔组织增生为主;以肾实质萎缩、纤维化为主。临床表现多为蛋白尿、血尿、水肿、高血压等,终末期发展为肾功能不全以致肾衰竭。

1. 超声典型声像图特征

(1) 发生部位:发生在整个肾脏组织,可以单侧肾脏发生,也可双侧肾脏发生。

(2) 形态:根据不同的病理分期可表现为形态饱满或萎缩。

(3) 回声特征:肾脏充血水肿时,双肾肿大,肾实质增厚,肾实质(锥体更明显)回声减低,常常低于脾脏回声;肾脏萎缩纤维化时,可表现为双肾缩小,肾实质回声增强、变薄,皮髓质分界不清,结构紊乱(图 5-2-1A)。

(4) 彩色血流特征:肾实质内动静脉血流分布稀少(图5-2-1B)。

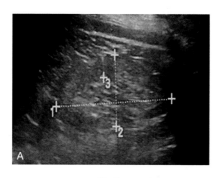

图 5-2-1　肾脏弥漫性病变

A.肾脏形态缩小,实质回声增强,皮髓质分界欠清

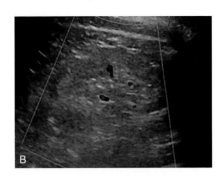

图 5-2-1（续）
B. 肾脏血流信号分布稀疏

2. 超声鉴别诊断要点　本病需与先天性肾发育不良所形成的肾结构异常相鉴别，前者多双侧发病，肾结构有改变；而后者常单侧发病，以肾缩小为主，肾结构正常。

第三节　肾脏良性肿瘤

一、肾囊肿

肾囊肿是常见的肾脏良性囊性病变，多无临床症状。按部位可分为皮质囊肿、肾盂旁囊肿、肾盂源性囊肿、肾髓质囊肿等，可引起局部压迫、肾积水等症状。

1. 超声典型声像图特征

（1）发生部位：孤立性肾囊肿常常发生在单侧，多位于肾皮质，随着年龄增大多数双侧同时发生。

（2）形态：多呈圆形或椭圆形，较大者常向肾表面隆起、凸出。

（3）回声特征：多数内部为无回声，壁薄、光滑，后方回声增强，内部合并出血可出现低回声（图 5-3-1A）。

（4）彩色血流特征：病变内无明显血流信号（图 5-3-1B）。

2. 超声鉴别诊断要点　本病应与多囊肾鉴别。多囊肾

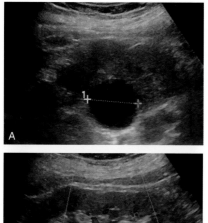

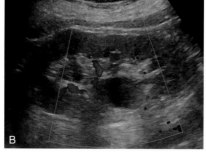

图 5-3-1 肾囊肿常规超声图像

A.肾脏中部探及一囊性区,边界清,内透声可;B.病变内无明显血流信号

是一种遗传性疾病,肾脏普遍性增大,累及双侧,囊肿间肾实质回声减少或几乎没有,常合并多囊肝,甚至多囊脾。

二、肾血管平滑肌脂肪瘤

肾血管平滑肌脂肪瘤由血管、平滑肌和脂肪组织混合而成的肾脏肿瘤,无临床症状,以单侧肾发病为主。

1.超声典型声像图特征

(1)发生部位:多位于肾实质内,但是常累及肾盏。

(2)形态:多呈圆形或椭圆形。

(3)回声特征:一般体积较小,常常是边界清楚的高回声,内部结构呈网状,无声衰减,肾外形多无改变(图 5-3-2);肿瘤较大时内部组织界面较大、较多,常呈强、弱回声相间的不均

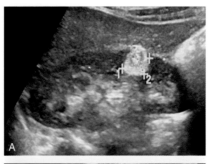

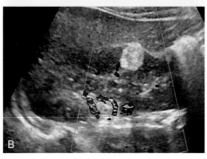

图 5-3-2　肾血管平滑肌脂肪瘤常规超声图像

A.肾中下极探及一稍高回声结节,边界清,形态规则;B.中稍高回声结节内部未探及明显血流信号

匀结构,形似洋葱切面;有出血、坏死时,内部可见较大的不规则无回声区,或有强回声斑块。

（4）彩色血流特征:通常病变内部见少许点状动静脉血流信号,为低速的动脉血流频谱。

2. 超声鉴别诊断要点

（1）其他肾良性实质性肿瘤:肾血管瘤、肾腺瘤、肾脂肪瘤、肾纤维瘤、肾平滑肌瘤等。

（2）肾癌:边界常清晰,内部常有出血、坏死等囊性区域,血供较为丰富。

三、肾脓肿

可位于肾实质、肾盂或肾周。患者常有恶寒、高热、乏力等中毒症状和腰痛,患侧局部有叩压痛。

1. 超声典型声像图特征

(1) 发生部位:位于肾实质、肾盂或肾周。

(2) 形态:病变多呈边界模糊不清的包块。

(3) 回声特征:病灶多呈低回声,内部回声可不均匀,出现无回声区或有细密浮动的光点随呼吸运动移动(图 5-3-3)。

(4) 彩色血流特征:通常病变内无明显血流信号,周边可出现少许点条状血流信号(图 5-3-3)。

2. 超声鉴别诊断要点　肾肿瘤:结合临床病史及症状可进行鉴别诊断。

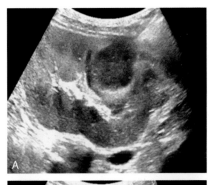
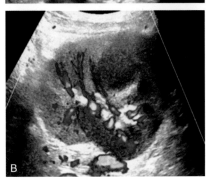

图 5-3-3　肾脓肿常规超声图像

A. 肾脏内探及一混合回声区,边界模糊,内透声差;B. 中混合回声区内部未探及明显血流信号

第四节 肾脏恶性肿瘤

一、肾细胞癌

肾细胞癌多为透明细胞癌。早期肾癌可无明显临床症状和体征。血尿为肾癌的主要临床表现,多数为无痛性血尿。生长在肾周边部或向外发展的癌肿,出现血尿的时间较晚,往往不易及时发现。晚期肾癌有发热、消瘦等恶病质症状。

1. 超声典型声像图特征

(1) 发生部位:可发生于肾实质的任何部位,但以上、下极为多见,少数侵及全肾。

(2) 形态:呈圆形或椭圆形,边界清晰。但晚期肾癌向周围浸润时,边界常不清晰。

(3) 回声特征:肿瘤内部回声多变,较小的肾癌以低回声或高回声为主,中等大小的肾癌多呈低回声,较大的肿瘤以混合性回声、等回声或低回声为主,声像图表现为肾内实质性回声团块。

(4) 彩色血流特征:CDFI 在肾细胞癌的增厚分隔或结节内可见血流信号。晚期肾癌肾活动受限。CDFI 对判断肾细胞癌向周围浸润具有重要作用,在被侵犯部位常能显示来自瘤体的血流信号(图 5-4-1)。

(5) 超声造影:透明细胞癌多为富血供,表现为"快进慢退高增强",乳头细胞型癌、嫌色细胞癌及转移癌多为乏血供,造影呈低增强(图 5-4-2)。

2. 超声鉴别诊断要点

(1) 肥大肾柱:回声与肾皮质相同,且与肾皮质相延续,CDFI 显示内部可见正常血管穿行,超声造影与肾皮质呈同步等增强。

(2) 血管平滑肌脂肪瘤:见第三节肾血管平滑肌脂肪瘤。

(3) 复杂性肾囊肿:壁不规则或增厚,囊内可见分隔。

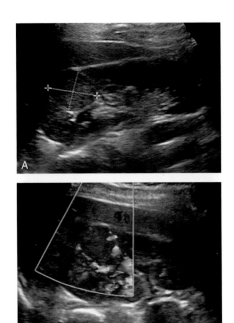

图 5-4-1 肾细胞癌常规超声图像
A. 肾实质探及一低回声结节,边界尚清,
形态呈类圆形;B. 结节内部及周边探及点
状及条状血流信号

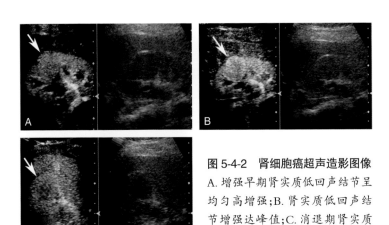

图 5-4-2 肾细胞癌超声造影图像
A. 增强早期肾实质低回声结节呈
均匀高增强;B. 肾实质低回声结
节增强达峰值;C. 消退期肾实质
开始消退,低回声结节也出现消退

二、肾母细胞瘤

肾母细胞瘤是儿童最常见的泌尿系恶性肿瘤,大部分为单侧性。肿瘤大小从几厘米到占满腹腔,平均大小为 12cm。临床主要表现为腹部肿块。

1. 超声典型声像图特征

(1) 发生部位:可发生于肾实质的任何部位,肿瘤增大时,可占据整个肾脏,无正常肾结构。

(2) 形态:通常瘤体较大,呈圆形或椭圆形,表面光整。

(3) 回声特征:多数肿瘤内部回声杂乱,呈强弱不等、分布不均的粗点状和斑片状回声,常见其内混有不规则囊性无回声区,少数内部呈低回声;肿瘤后方可有不同程度的声衰减;当肿瘤突破肾被膜广泛浸润肾周围组织时,声像图显示肿瘤边缘与周围组织分界不清;淋巴转移者可在肾门部显示大小不等的低回声结节,下腔静脉内可见瘤栓回声。

(4) 彩色血流特征:CDFI 显示肿瘤内部有丰富的血流信号,化疗后血流信号明显减少或消失,超声有助于疗效评价(图 5-4-3)。

2. 超声鉴别诊断要点

(1) 神经母细胞瘤:可直接侵入肾脏,瘤体表面有结节且

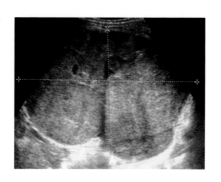

图 5-4-3　肾母细胞瘤常规超声图像

A.肾脏形态失常,被肿块几乎占据全部,边界不清,形态欠规则,肿块内回声杂乱

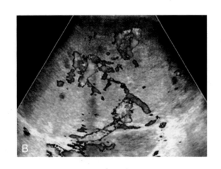

图 5-4-3(续)
B.肿块内探及较丰富血流信号

更靠近中线,尿蛋白分析及儿茶酚胺代谢产物的检测可鉴别。

(2) 小儿肾细胞癌:临床表现和影像学特征上无法鉴别,需要通过病理检查证实。

三、肾淋巴瘤

绝大多数肾脏淋巴瘤来源于其他部位淋巴瘤播散,约有1/3 的淋巴瘤患者肾脏受累,多为非霍奇金淋巴瘤,肾淋巴瘤组织单一。

1. 超声典型声像图特征

(1) 发生部位:可发生于肾实质的任何部位。

(2) 形态:通常呈圆形或椭圆形,表面光整。

(3) 回声特征:病灶多呈弱回声或无回声,但多数后方回声不增强(图 5-4-4A);若压迫集合系统,可出现肾盏扩张征象;弥漫肾内浸润者肾外形增大、光整,肾内可见密集的弱回声区,取代了正常的肾实质回声,类似肾多囊性病变;病灶在肾周间隙内生长蔓延是另外一种浸润方式,声像图可见包绕全肾的极低回声带,酷似肾周围积液;肾脏以外肿大淋巴结或脏器受累,也容易被超声检查所发现。

(4) 彩色血流特征:病灶内部有较丰富的血流信号(图5-4-4B)。

2. 超声鉴别诊断要点　本病需与肾细胞癌相鉴别。肾淋巴瘤多呈极低回声,分布均匀,而肾细胞癌常呈低回声,内

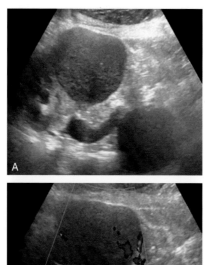

图 5-4-4　肾淋巴瘤常规超声图像

A. 肾内探及一极低回声包块,边界欠清;

B. 极低回声包块周边探及点状血流信号

部常有出血、坏死等囊性区域,回声不及淋巴瘤均一。

四、肾盂癌

肾盂癌占肾肿瘤的 5%~26%,多见于 40 岁以上的男性,其中约 90% 为移行细胞癌。呈单发或多发,也可与输尿管、膀胱等多部位并发。间歇性无痛性血尿和肾区疼痛是肾盂癌最常见和最早出现的症状。

1. 超声典型声像图特征

(1) 发生部位:可发生于肾集合系统任何部位。

(2) 形态:通常边界不清,边缘不规则。

(3) 回声特征:病灶多呈低回声,后方回声无明显衰减。

直径<1cm的肾盂肿瘤常不易识别,肿瘤直径>1cm或肿瘤梗阻引起肾积水时,则较易检出。肿瘤较大时肾外形饱满,合并肾积水时,可见围绕实性肿块排列的扩张肾盏,颇具特征性(图5-4-5)。输尿管受累梗阻者,可见重度肾积水声像图。膀

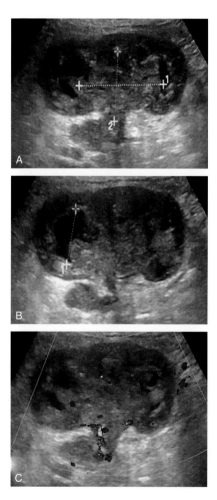

图5-4-5 肾盂肿瘤常规超声图像

A.肾盂区探及一实质性肿块,边界不清,形态不规则;B.肾盂区肿块引起集合系统积液;C.肾盂区肿块内部及周边探及点状血流信号

胱种植者,膀胱壁可见肿瘤回声。晚期病例常有肾周围淋巴结肿大。

(4)彩色血流特征:肿物周边和内部见少许血流信号(图5-4-5)。

2.超声鉴别诊断要点　本病需与肾盂腔内血凝块鉴别。后者为扩张的无回声暗区内不规则低回声,与肾盂肿瘤十分相似,但在患者体位变动时可有移位,而肾盂癌不会因为患者体位变动而发生位置变化。

第五节　肾　脏　结　石

尿液中的晶体(如草酸钙、尿酸等)在多种因素作用下,沉积于肾盂肾盏内而形成结石,多发生于青壮年,临床症状主要为腰痛、血尿等,也可无任何症状,常伴有肾盂肾盏积水。

1.超声典型声像图特征

(1)发生部位:位于肾盂、肾盏或同时累及肾盂肾盏。

(2)形态:单发或多发,形态多样,常为圆形或椭圆形,严重者呈鹿角形(图5-5-1,图5-5-2,图5-5-3)。

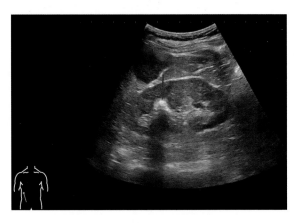

图 5-5-1　肾结石灰阶超声图像

右肾中上盏见一团状强回声(红色箭头示示),后伴声影

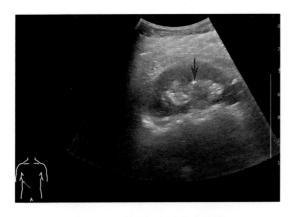

图 5-5-2 肾结石灰阶超声图像

右肾中盏见一点状强回声(箭头示),后无声影

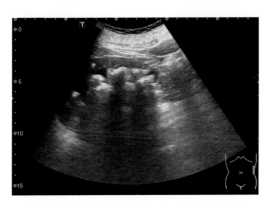

图 5-5-3 肾结石灰阶超声图像

左肾可见多个大小不等的团状强回声,后伴明显声影

（3）回声特征：典型呈团状强回声,后方伴有声影；小结石、质地疏松的结石后方常无声影。

（4）彩色血流特征：结石本身无血流显示,部分结石因质地坚硬、表面粗糙而产生"闪烁"伪像(图 5-5-4)。

（5）可伴有肾盂肾盏积液(图 5-5-5)。

2. 超声鉴别诊断要点

（1）肾实质钙化：位于肾实质内,呈点状、条状、或斑片状

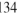

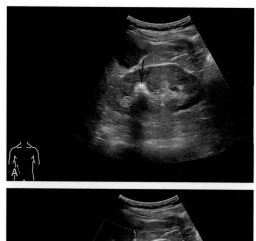

图 5-5-4　肾结石常规超声图像

右肾中上盏见一团状强回声（红色箭头示），后伴声影，CDFI 可见"快闪伪像"（黄色箭头示）

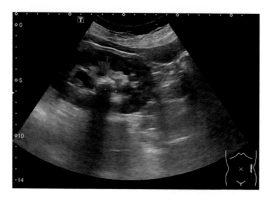

图 5-5-5　肾结石灰阶超声图像

左肾肾盂见一团状强回声（箭头示），后伴声影，肾盂积水

强回声。

(2) 肾窦内管壁纤维化:单一切面可呈点状强回声,旋转探头追踪可显示为条状高回声。点状强回声伴"快闪伪像"有助于结石的诊断(图 5-5-6)。

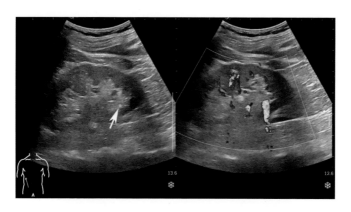

图 5-5-6　肾结石常规超声图像

右肾下盏见一点状强回声(箭头示),后方无声影,CDFI 可见"快闪伪像"

(3) 肾盏憩室钙盐沉积:位于肾窦旁,憩室内可见积液及可移动的点状强回声。

第六节　肾　积　水

肾积水是因尿路梗阻所引起的肾盂肾盏扩张,尿液潴留。肾积水按程度可分为轻度、中度和重度。患者往往无症状,当重度积水时、腹部可扪及包块、腰部出现酸胀感。

1. 超声典型声像图特征

(1) 发生部位:肾盂、肾盏或同时累及肾盂肾盏。大多数病例的积液,先聚集于肾盂、再扩展至肾盏,少数为肾盏局限性积液。

(2) 形态:根据肾盂肾盏扩张的形态,分为三种。①轻度:肾盂肾盏轻度分离,肾脏无明显增大,肾实质厚度正常(图5-6-1)。②中度:肾盂肾盏明显增宽,呈"烟斗状""花朵状",肾脏轻度增大,肾实质轻度变薄(图5-6-2)。③重度:肾盂肾盏失去其形态,变薄的肾柱及肾盏壁呈条带状,形如"调色碟"状,肾脏明显增大,肾实质菲薄(图5-6-3)。

(3) 回声特征:肾盂肾盏内的积液呈无回声,当伴有出血、感染时,可出现细点状或絮状回声(图5-6-4),肾实质回声

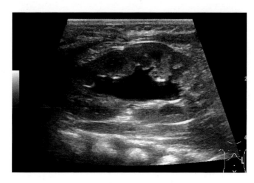

图 5-6-1　轻度肾积水灰阶超声图像

右肾肾盂肾盏扩张,肾盂前后径约 1.5cm

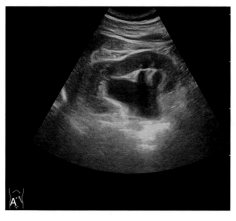

图 5-6-2　中度肾积水灰阶超声图像

左肾盂、肾盏扩张,呈"烟斗状",肾盂前后径约 2.2cm

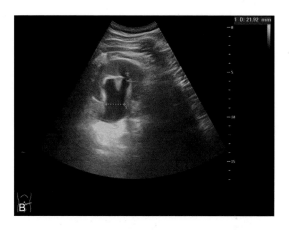

图 5-6-2(续)

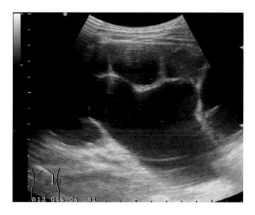

图 5-6-3 重度肾积水灰阶超声图像

左肾体积增大,肾盂、肾盏显著扩张,肾实质变薄,冠状面呈"调色碟"状

增强。

(4) 彩色血流特征:肾实质血流信号根据积水程度、实质厚薄而呈现不同的表现,重度积水,肾实质血流信号明显减少甚至消失。

(5) 可伴有结石、肿瘤、血块、积脓等声像图改变。

2. 超声鉴别诊断要点

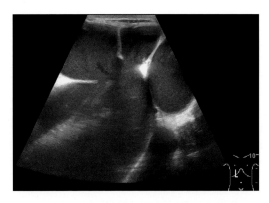

图 5-6-4   重度肾积水伴感染灰阶超声图像

右肾体积增大,肾盂肾盏显著扩张,内可见大量细点状回声

(1) 轻度肾积水应与生理性肾积水相鉴别:在膀胱高度充盈状态下,输尿管腔内压力增高,肾盂内尿液不易排空,肾盂前后径一般不超过 10mm。当膀胱内尿液排空后,肾盂内积液也随之消失。

(2) 重度肾积水应与多囊肾相鉴别:"调色碟"状的重度肾积水,形似多囊肾。多切面扫查,观察液性区之间是否相通是两者鉴别的要点(图 5-6-5)。

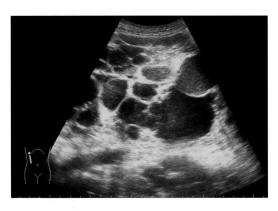

图 5-6-5   多囊肾灰阶超声图像

多切面扫查液性区之间不相通

第七节 肾脏发育异常

一、重复肾

重复肾多为单侧,肾脏分为上、下两段,各自有独立的肾盂。重复的两肾盂常呈上下排列,上下两肾盂有各自的输尿管和血管。多数患者无症状,少数因伴有输尿管异位开口而出现尿失禁。

1. 超声典型声像图特征

(1) 发生部位:位于肾窦内,肾脏无增大或轻度增大。

(2) 形态:肾窦(肾盂肾盏)分为上、下两段,两段肾窦之间肾实质相连、呈桥样结构。

(3) 回声特征:上、下两段肾窦呈独立的高回声,边界清楚,可伴有上、下肾盂同时积水,也可单一肾盂积水,后者多见于上段肾盂(图 5-7-1)。

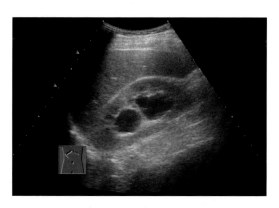

图 5-7-1 重复肾灰阶超声图像
右侧重复肾,上下肾盂积水

(4) 彩色血流特征:桥样结构内可见正常的血流分布。

(5) 重复肾伴有肾积水时,可显示与之相连、扩张的输尿管(图 5-7-2)。

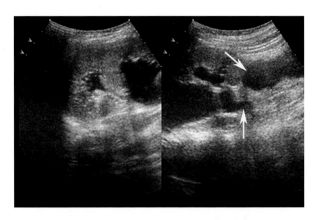

图 5-7-2 重复肾伴肾积水灰阶超声图像

可显示上下肾盂与之相连、扩张的两条输尿管（箭头示）

2. 超声鉴别诊断要点

（1）肾柱肥大：肾窦内肾柱与肾皮质完全融合，不呈桥样结构。

（2）双肾盂：肾窦分为上、下两段，形成上下两个肾盂，也可见桥样结构，但没有发现双输尿管（图 5-7-3）。

（3）肾囊肿：重复肾时孤立的上段肾盂重度积水，需与肾

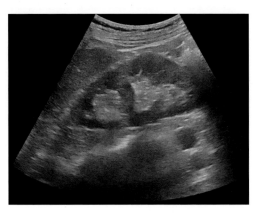

图 5-7-3 双肾盂灰阶超声图像

肾窦（肾盂肾盏）分为上、下两段，可见"桥样"结构

囊肿鉴别,注意寻找与之相连、扩张的输尿管,以及残存的肾实质结构(图5-7-4)。

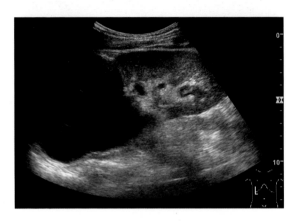

图5-7-4 重复肾灰阶超声图像

孤立的上段肾盂重度积水、形似肾囊肿

二、肾柱肥大

肾锥体之间的肾皮质即为肾柱,肾柱内有叶间动脉和静脉分布。肾柱肥大常常在超声检查中被发现,临床上无任何症状。

1. 超声典型声像图特征

(1)发生部位:肥大的肾柱位于中上段肾窦内,并与肾皮质完合融合,可出现对称的皮质突(图5-7-5)。

(2)形态:多呈椭圆形,与肾窦分界清楚。

(3)回声特征:肥大的肾柱回声与肾皮质相似。

(4)彩色血流特征:叶间动脉和静脉分布于肾柱两侧。

(5)超声造影:肥大的肾柱与周边肾皮质增强一致。

2. 超声鉴别诊断要点 肾盂肿瘤有明显的球体感,回声不均匀,血流分布杂乱,超声造影表现为晚于肾皮质的低、中等或高增强,边界清晰。

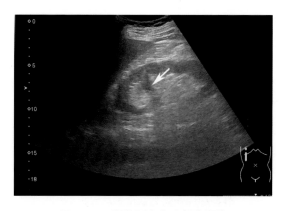

图 5-7-5　肾柱肥大灰阶超声图像

肥大的肾柱(白箭头)位于中段肾窦内,可见对称的皮质突(黄箭头)

三、分叶肾

由于胚胎期肾叶未完全融合,以致肾脏表面凹凸不平。浅凹处可有被膜伸入肾实质。分叶肾的功能正常,无任何临床症状。

1. 超声典型声像图特征

(1) 发生部位:位于肾皮质区,肾脏大小基本正常。

(2) 形态:肾脏表面不圆滑,肾被膜向皮质内凹陷形成切迹,典型呈"V"形。

(3) 回声特征:"V"形切迹呈高回声,切迹以外肾实质回声正常,肾窦回声正常(图 5-7-6)。

(4) 彩色血流特征:切迹内无血流信号显示,肾内血流信号分布正常(图 5-7-7)。

2. 超声鉴别诊断要点

(1) 肾肿瘤:主要与肾血管平滑肌脂肪瘤鉴别,后者也常常位于被膜下,形态不规则,立体感强,随访过程中其体积逐渐增大。

(2) 肾瘢痕:有手术或外伤病史。

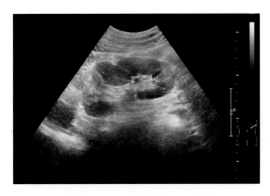

图 5-7-6 分叶肾灰阶超声图像

左肾大小正常，表面不圆滑，可见"V"形切迹

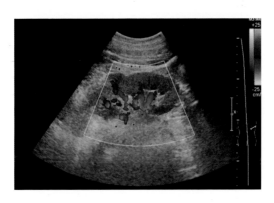

图 5-7-7 分叶肾 CDFI 图像

切迹内无血流信号显示，肾内血流信号分布正常

四、孤立肾

胚胎期，一侧的生肾组织和输尿管芽未能发育而导致肾缺如，对侧的肾脏代偿增大，多见于男性。常合并生殖系统其他畸形，如同侧睾丸、输精管、卵巢、输卵管以及子宫的发育异常。孤立肾无特异的临床表现，肾功能正常。

1. 超声典型声像图特征

（1）发生部位：一侧肾窝内。

　（2）形态：肾脏体积增大，肾内结构正常，对侧肾窝内及腹盆腔其他部位未见另一个肾脏（图5-7-8）。

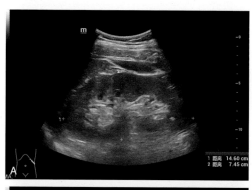

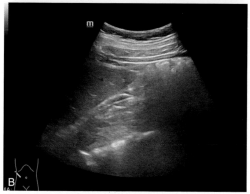

图5-7-8　左肾孤立肾灰阶超声图像

A. 左肾体积增大，约14.6cm×7.5cm，实质回声均匀，肾盂肾盏无扩张；B. 右肾窝未见肾脏回声

　（3）回声特征：肾实质与肾窦回声正常。

　（4）彩色血流特征：肾内血流分布正常。

　2. 超声鉴别诊断要点

　（1）肾萎缩：重度肾萎缩，超声检查不易显示。肾萎缩有手术、外伤、肾动脉狭窄等相关病史。

　（2）异位肾：一侧肾窝内未见肾脏，于腹盆腔其他部位见另一个肾脏,其形态结构异常。

五、异位肾

胚胎期,肾胚芽位于盆腔内,随着其发育由盆腔逐渐上升至肾窝。当各种因素影响其正常上升,即可导致肾异位,并停止发育。异位肾多异位于盆腔,少数位于对侧腹膜后,极少数位于胸腔等。

1. 超声典型声像图特征

(1) 发生部位:一侧肾窝内未见肾脏回声,多异位于盆腔,少数位于对侧腹膜后,极少数位于胸腔等。

(2) 形态:大多数异位肾形态、肾内结构异常(图 5-7-9)。

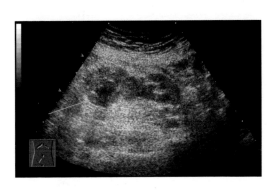

图 5-7-9 异位肾灰阶超声图像

右侧盆腔异位肾,形态、肾内结构异常

(3) 回声特征:肾实质回声不均匀,肾锥体形态分布异常,肾窦形态结构异常。

(4) 彩色血流特征:失去正常肾脏的血流分布(图 5-7-10)。

2. 超声鉴别诊断要点

(1) 游走肾:游走肾位于肾窝及周围,其大小、形态及肾内结构正常。

(2) 腹盆腔肿块:当发现腹盆腔肿块时,必须检查双侧肾脏。

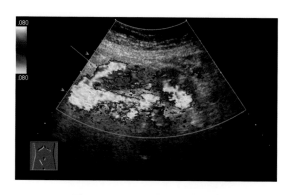

图 5-7-10　异位肾 CDFI 图像

右侧盆腔异位肾,肾内血流信号分布杂乱

六、肾发育不良

发育不良的肾脏多为单侧,其体积小于正常的50%以上,含有正常的肾皮髓质,肾单位的发育及分化正常,数目可减少,输尿管正常。肾脏表面可呈分叶改变,肾盏粗短、数目减少,肾盂狭小。双侧肾发育不良可引起高血压、肾功能不全等。

1. 超声典型声像图特征

(1) 发生部位:单侧或双侧肾脏体积明显缩小(小于正常50%以上)。

(2) 形态:肾脏形态正常,表面可有不平滑。

(3) 回声特征:肾内结构(肾实质与肾窦比例)及回声正常(图 5-7-11)。

(4) 彩色血流特征:肾内血流信号减少、分布尚正常(图5-7-12)。

(5) 单侧发育不良,对侧肾脏常常代偿性增大。

2. 超声鉴别诊断要点　肾萎缩:有手术、外伤、肾动脉狭窄等相关病史,肾实质回声增强,与肾窦分界不清。

七、融合肾

两侧肾脏相融合即形成融合肾。融合肾形态各异,如马

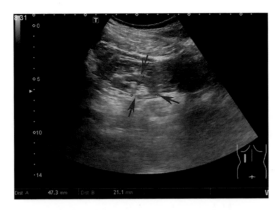

图 5-7-11 肾发育不良灰阶超声图像

左肾（箭头示）体积小，约 4.7cm×2.1cm，实质回声尚均匀，肾盂肾盏无扩张

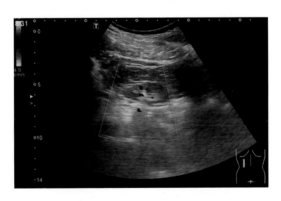

图 5-7-12 肾发育不良 CDFI 图像

左肾内，血流信号稀少

蹄肾、块肾、乙状肾等。多无相关的症状，而在常规检查中偶然被发现，少数病例可因融合肾压迫周围组织、器官而出现相应的症状，部分病例可伴有肾积水、感染、结石等。

1. 超声典型声像图特征

（1）发生部位：马蹄肾，位于脊柱、腹主动脉和下腔静脉之前及两侧，腹主动脉分叉之上。块肾位于盆腔内，双侧肾窝内未探及肾脏。

（2）形态：马蹄肾两侧肾脏下极内收融合成马蹄状（图5-7-13）。块肾呈一形态不规则的团块。

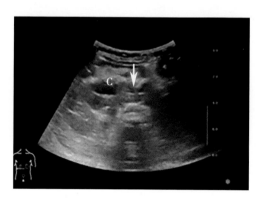

图 5-7-13　马蹄肾灰阶超声图像

峡部位于脊柱前，内见肾实质回声及囊肿（C）

（3）回声特征：肾实质回声增强不均匀，肾内无完整锥体、肾窦回声，形态多样，可伴有积水、结石、输尿管扩张等（图5-7-14，图 5-7-15）。

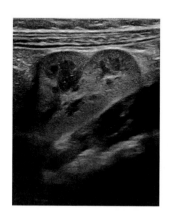
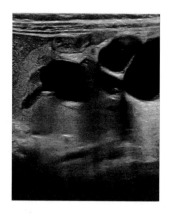

图 5-7-14　马蹄肾（左）灰阶超声图像

形态异常，肾内无完整锥体、肾窦回声

图 5-7-15　马蹄肾（右）灰阶超声图像

形态异常，肾盂积水

（4）彩色血流特征：肾内血管分布异常。

2. 超声鉴别诊断要点

（1）正常肾脏：少数马蹄肾，肾窦形态及回声几近正常，峡部也比较薄，仅由结缔组织构成，容易与腹膜后结缔组织相混淆。呼吸运动有助于鉴别，马蹄肾下极不易移动。

（2）腹膜后或盆腔内肿瘤：融合肾表现为块肾时，需与腹膜后或盆腔内肿瘤相鉴别，当发现腹盆腔肿块时，需检查双侧肾脏。

第八节 肾 脏 创 伤

肾创伤中以钝性伤为主。按损伤程度可分为挫伤、裂伤、破碎及肾蒂断裂。以肉眼血尿为常见症状。血尿与创伤严重程度可不一致。

1. 超声典型声像图特征

（1）肾挫伤

1）位置：位于局部的肾被膜下、肾皮质内。

2）形态：肾脏形态正常，体积正常或轻度增大，肾脏被膜完整。

3）回声特征：被膜下局部肾实质回声不均匀，可见灶性液性区。

4）彩色血流特征：损伤区域无血流信号显示，周围组织血流信号增多（图 5-8-1）。

（2）肾裂伤

1）位置：位于局部的肾被膜、肾实质、肾窦。

2）形态：轻者，肾脏形态不完整，局部肾被膜中断；重者，肾脏形态不完整，被膜多处破裂，裂口深达肾窦。

3）回声特征：轻者，肾实质局部回声不均匀，肾周局部可见积液；重者，肾实质回声不均匀，断裂处回声杂乱，肾周可见积液及破碎组织或血块。

4）彩色血流特征：损伤区域无血流信号显示，周围组织

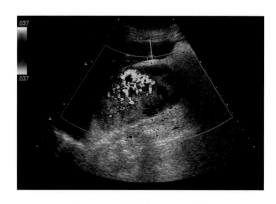

图 5-8-1 肾挫伤 CDFI 图像

被膜下局部肾实质回声不均匀,内无血流信号显示,周围组织血流信号增多

血流信号增多(图 5-8-2)。

（3）肾破碎

1）位置：累及整个肾脏。

2）形态：肾脏轮廓不清,为一形态不规则包块。

3）回声特征：肾脏结构紊乱,内含破碎肾组织、血块及积液等(图 5-8-3)。

4）彩色血流特征：包块内多无血流信号显示。

（4）肾蒂断裂

1）位置：位于肾门。

2）形态：肾脏增大,轮廓尚清晰。

3）回声特征：肾内结构尚完整或紊乱,肾实质及肾窦回声不均匀,肾周围(包括肾门)见大量积液,含有细点状回声、絮状物等。

4）彩色血流特征：肾内无血流信号显示。

2. 超声鉴别诊断要点 肾脏创伤超声检查不易与其他疾病相混淆。但要注意是否同时合并其他肾脏疾病,尤其是肾肿瘤。

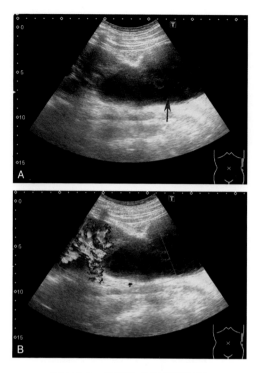

图 5-8-2 肾裂伤常规超声图像

A. 左肾下部形态不规则,见一液性区(箭头示),内
透声差;B. 未见血流信号

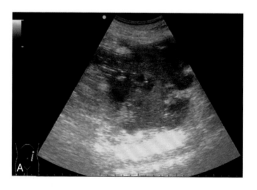

图 5-8-3 肾破碎常规超声图像

A. 左肾窝未见肾脏轮廓,左肾窝见一回声不均
的包块,形态不规则,内回声杂乱

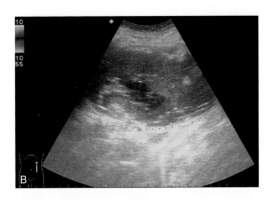

图 5-8-3(续)

B. 包块内未见血流信号

第六章 输 尿 管

第一节 概 述

一、解剖概要

输尿管是一对位于腹膜后间隙的肌性管道,约平第 2 腰椎上缘,起自肾盂,终于膀胱,长 20~30cm,管径平均为 0.5~0.7cm,最窄处只有约 0.2cm。输尿管全长分为腹段(上段)、盆段(中段)和壁内段(下段)。上段起自肾盂输尿管连接部,止于跨越髂总动脉处;中段起自髂总动脉前方,达膀胱后壁;下段斜穿膀胱壁,止于输尿管开口处。输尿管全程有 3 处生理性狭窄:上狭窄位于肾盂输尿管移行处;中狭窄位于输尿管跨过髂血管处;下狭窄在输尿管膀胱连接处。

二、输尿管超声检查内容

观察输尿管有无扩张或狭窄、输尿管黏膜是否增厚、扩张输尿管内是否存在结石、肿瘤等其他疾病。

三、超声仪器调节方法

超声探头:各种探头都可以用于输尿管检查。通常采用低频凸阵探头,频率 3~5MHz,对于小儿尽可能用高频率探头。CDFI 可用于观察输尿管开口的喷尿情况。

因正常输尿管较细且位置比较深在,超声图像一般不易显示。膀胱高度充盈时,经腹部膀胱斜行扫查,可见输尿管盆段及膀胱壁内段显示细管状结构,通常管径宽度<0.5cm,输尿管开口处有轻微隆起,略向膀胱突起;经腹部膀胱横断面扫查,于膀胱背侧可见双侧输尿管开口轻微隆起。

四、扫查方法与基本切面

1. 患者体位 检查时可采用仰卧位、侧卧位、俯卧位。

2. 扫查步骤 通常自肾盂缓慢向内侧下方移行,追踪显示输尿管至下段。

3. 图像存储基本要求

(1)显示肾盂输尿管移行处灰阶超声图像(图6-1-1):嘱患者深吸气,先加压做冠状扫查显示肾门后,自肾盂缓慢向内侧下方移行,并将探头逐渐调整成为纵切面。

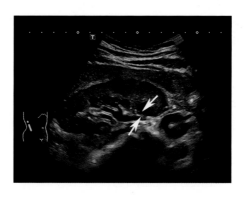

图 6-1-1 膀胱过度充盈肾盂输尿管移行处
(箭头所示)灰阶超声图像

(2)显示输尿管跨过髂血管处灰阶超声图像:先显示髂总动脉长轴断面,沿长轴寻找输尿管,旋转探头,追踪显示输尿管长轴断面,输尿管后方为髂动脉的横断面。

(3)显示输尿管的壁内段灰阶超声图像(图6-1-2):以充盈的膀胱作为透声窗,显示膀胱壁壁内段和两侧输尿管开口。

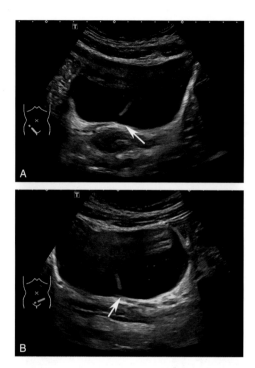

图 6-1-2 膀胱过度充盈输尿管壁内段灰阶超声图像

A. 右侧输尿管壁内段(箭头所示);B. 左侧输尿管壁内段(箭头所示)

(4) 显示输尿管病变的灰阶图像(应为不同角度切面下的图像)。

(5) 病变 CDFI 血流图像,必要时留存频谱多普勒图像。

第二节 输尿管结石

原发性输尿管结石少见,多与输尿管狭窄、异物或感染等病变有关,输尿管结石大多数来自肾脏。三个生理狭窄中以输尿管下 1/3 段或开口处最为多见。临床表现为不同程度的血尿,黏膜水肿,严重者可引起尿路梗阻。

1. 超声典型声像图特征

（1）发生部位：多发生在输尿管生理性狭窄部，以输尿管末端多见。

（2）形态：与输尿管结石的组成成分有关。如草酸钙结石，质硬、表面光滑、呈弧形；尿酸结石质地较疏松、表面粗糙、呈圆形或椭圆形。多数较小的结石表现为点状强回声（图6-2-1）。

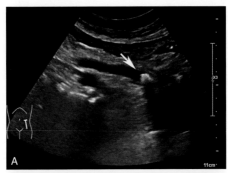

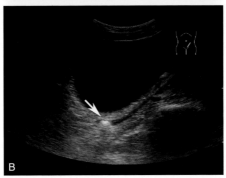

图 6-2-1　输尿管结石灰阶超声图像

A. 扩张输尿管内弧形强回声，表面光滑，后方可见声影（箭头所示）；B. 壁内段段扩张输尿管内强回声，表面不光滑，呈椭圆形，后方可见弱声影（箭头所示）

（3）回声特征：草酸钙结石多呈弧形强回声团，后伴明显声影；尿酸结石一般多为强回声，后方声影较弱或无明显声影。小结石呈点状强回声，一般无声影（图6-2-2）。

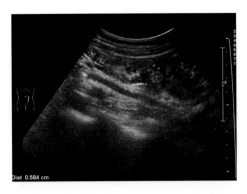

图 6-2-2　输尿管内小结石灰阶超声图像

扩张的输尿管内小结石呈点状强回声,后方未见明显声影

(4)继发征象:肾窦扩张;扩张的输尿管中断,远端不能显示(图 6-2-3)。

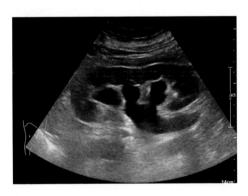

图 6-2-3　输尿管结石继发征象灰阶超声图像

肾窦扩张,输尿管上段扩张

(5)彩色血流特征:多数结石出现"快闪伪像",呈彩色镶嵌的条带状,位于结石表面及其声影中。"快闪伪像"对不典型及声影不明显结石的诊断较为有用(图 6-2-4)。

2. 超声鉴别诊断要点

(1)输尿管肿瘤:可呈类似结石的强回声,某些结石也可

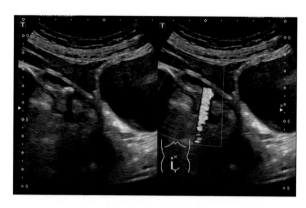

图 6-2-4　输尿管结石 CDFI 血流超声图像

扩张的输尿管内强回声后方见彩色镶嵌的条带状伪像

呈等回声,使两者发生混淆。输尿管肿瘤末端局部管壁僵硬感,肿瘤回声强度较结石回声弱,边缘不规则,与管壁无明显界限。浸润性生长的肿瘤则以管壁不规则增厚为主,CDFI 显示其内部有血流信号(图 6-2-5)。

(2) 先天性输尿管狭窄:声像图表现为仅显示近端管腔明显扩张,远端逐渐狭窄而又未显示结石。

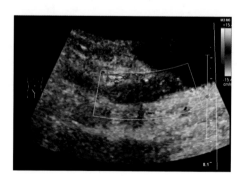

图 6-2-5　输尿管癌超声图像 CDFI 血流超声图像

扩张的输尿管远端可见软组织团块样回声,管壁局限性增厚,肿瘤内部可见点状血流信号

第三节 输尿管狭窄

输尿管狭窄分为先天性和继发性两类。其临床表现主要是腰痛、腹痛以及继发感染时出现的发热和膀胱刺激症状等。

1. 超声典型声像图特征

(1) 发生部位:常发生于肾盂输尿管连接部及输尿管与膀胱交界的狭窄处。

(2) 形态:通常与输尿管狭窄发生的部位有关,狭窄位于肾盂输尿管连接部者其外形常表现为"烟斗"状;发生在输尿管壁内段者,近端输尿管扩张,管腔逐渐缩窄,管壁回声增厚增强。

(3) 回声特征:发生于肾盂输尿管连接部的输尿管狭窄通常表现为突然中断的无回声区盲端(图6-3-1)。

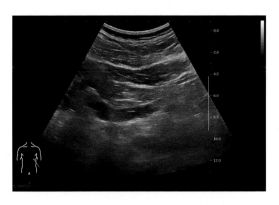

图6-3-1 输尿管狭窄灰阶超声图像

扩张的输尿管突然中断,内未见明显结石及软组织肿块影

(4) 主要征象:肾盂肾盏扩张为输尿管狭窄的主要征象,扩张的程度与狭窄部位有关,部位越高,肾盂扩张越严重。

2. 超声鉴别诊断要点 本病通常需要与肾盂高位出口、

异位血管压迫进行鉴别,同时在排除输尿管结石、肿瘤或突入膀胱的输尿管囊肿等后,方可诊断为输尿管狭窄。

第四节　输尿管肿瘤

输尿管肿瘤以恶性居多,原发性输尿管肿瘤少见,主要病理类型为移行细胞癌。输尿管恶性肿瘤多发生于中下段,恶性肿瘤多来源于肾盂癌的种植转移,但也可来源于其他肿瘤的血行或淋巴转移,或周围器官肿瘤的直接侵袭。输尿管良性肿瘤很少见,多为息肉或乳头状腺瘤。临床表现与输尿管肿瘤病理类型无关,血尿和上尿路梗阻是输尿管肿瘤最常见的临床表现。

1. 超声典型声像图特征

(1)发生部位:肿瘤多发生于中下段;息肉多发生于输尿管中上段。肿瘤部位常伴有上段输尿管及肾盂扩张或与肾盂肿瘤病变延续;输尿管下段肿瘤可能与膀胱肿瘤延续。

(2)形态:输尿管恶性肿瘤多表现为管壁连续性中断,内可见软组织团块或表现为输尿管管壁局限性增厚(图6-4-1);良性肿瘤则表现为管壁连续、薄且均匀,肿瘤与管壁分界清楚。

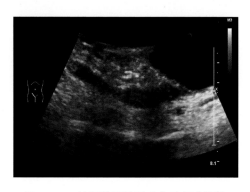

图6-4-1　输尿管恶性肿瘤灰阶超声图像

扩张的输尿管远端可见软组织团块样回声,管壁局限性增厚

（3）回声特征：恶性肿瘤呈不均质实性低回声或稍高回声；良性肿瘤回声可呈高回声或低回声。

（4）彩色血流特征：肿瘤内部可见血流信号（图 6-4-2）。

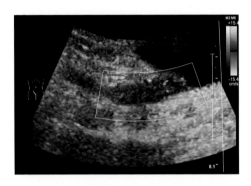

图 6-4-2 输尿管癌 CDFI 血流超声图像

肿瘤内部可见点状血流信号

2. 超声鉴别诊断要点

（1）输尿管炎性肉芽肿：患者通常有反复尿路感染病史，超声表现为输尿管管壁局限性增厚，腔内回声不均匀，黏膜粗糙。

（2）输尿管结石：有阵发性绞痛及血尿的临床表现，声像图常表现为输尿管内强回声伴声影，少数输尿管结石透声较好，后方无明显声影，声像图与软组织团块相似，但与输尿管管壁有明确的分界，后方可见"快闪伪像"。

（3）输尿管内凝血块：有严重血尿、尿路梗阻及膀胱内凝血块，声像图表现为输尿管管腔内充填均匀性等或高回声，内部无血流信号，输尿管管壁结构正常。

第五节　输尿管发育异常

一、输尿管囊肿

输尿管囊肿也称输尿管黏膜脱垂、输尿管终端囊性扩张等,表现为输尿管末端开口处的囊状扩张向膀胱膨出。常伴有尿路畸形(如重复输尿管或异位开口等),其临床表现为尿路感染、腰腹部胀痛、排尿不畅或尿流中断等现象,严重者可出现肾功能损害。

1. 超声典型声像图特征

(1) 发生部位:输尿管囊肿多位于膀胱三角区。

(2) 形态:输尿管囊肿呈圆形或椭圆形囊状结构,壁薄且光滑,似“金鱼眼”,其大小可随输尿管蠕动周而复始地不断变化,即“膨缩征”(图 6-5-1)。

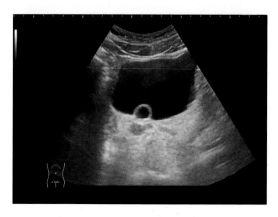

图 6-5-1　输尿管囊肿灰阶超声图像

膀胱三角区输尿管末端膀胱内可见类圆形囊性结构,壁薄、光滑,似“金鱼眼”

(3) 回声特征:输尿管囊肿内部为无回声(图 6-5-2)。

(4) 彩色血流特征:输尿管囊肿能显示囊壁向膀胱的尿流信号。

2. 超声鉴别诊断要点　输尿管憩室:通常多发生于输尿管与膀胱的交界处,位于膀胱之外与输尿管连通,但其不突入膀胱腔内。

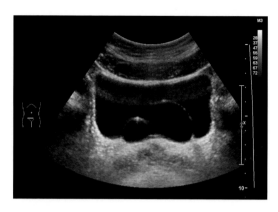

图 6-5-2 双侧输尿管囊肿灰阶超声图像

输尿管囊肿内部回声为无回声,内部回声清晰

二、巨输尿管症

临床表现为尿路结石和尿路感染,通常因为腹部出现包块而就诊,但本病输尿管末端无机械性梗阻,输尿管与膀胱连接处的解剖正常,无膀胱输尿管反流。

1. 超声典型声像图特征

(1) 发生部位:可发生于输尿管全程,以中下段最严重。

(2) 形态:全程迂曲扩张,内径可达 3~5cm,或 10cm 以上,输尿管管壁光滑,同侧肾盂以及肾盏存在不同程度的扩张,但其扩张程度与扩张的输尿管不呈比例。

(3) 回声特征:内部透声良好的无回声区,如合并结石,无回声内出现强回声,后方伴有声影,如合并感染或输尿管内出血,无回声内出现点状或云絮状回声。

2. 超声鉴别诊断要点 尿路梗阻引起的输尿管扩张:与肾积水的程度呈平行关系,且肾积水多为轻度或中度,巨输尿管症找不到梗阻性病变存在。

三、重复输尿管

重复输尿管分为完全性和不完全性重复输尿管,多发生于右侧,常与重复肾并存。

1. 超声典型声像图特征

(1) 发生部位:重复输尿管呈扩张的上位肾盂以及输尿管或膀胱内侧有两个输尿管口。

(2) 形态:重复输尿管通常能够显示与其连接的扩张输尿管,呈管状或腊肠状,其内径可发生变化,如发生于膀胱壁,其入口处可显示膀胱壁略隆起,如合并脱垂,常呈囊袋状结构。

(3) 回声特征:重复输尿管内部结构呈无回声。

2. 超声鉴别诊断要点　重复输尿管需要与融合肾进行鉴别。融合肾多存在肾旋转不全,对侧无肾脏,但存在一条输尿管跨过中线开口于对侧膀胱三角区。

第七章 膀　　胱

第一节　概　　述

一、解剖概要

膀胱是储存尿液的肌性囊性器官,其位置、大小、形态与壁厚及其与周围组织器官的关系均与其充盈程度相关。其容量也与年龄、性别、排尿习惯及个体差异有关。膀胱充盈时呈类圆形,壁厚度为 2~3mm,黏膜光滑;空虚的膀胱壁增厚,黏膜形成皱襞。

膀胱壁分为前壁、后壁、左右侧壁、三角区、膀胱颈部、顶部及蒂部。女性受子宫的影响,膀胱横径较大,前后径稍小。

膀胱位于骨盆内,婴儿期位置较高,尿道内口可高达耻骨联合以上平面,随着年龄增长逐渐降入骨盆腔。膀胱上方为下腹壁,前下方为耻骨联合,上面由腹膜覆盖,在膀胱颈部后上方反折,男性形成膀胱直肠陷窝,女性形成膀胱子宫陷窝,后方为两侧输尿管。男性膀胱后下方有前列腺及精囊腺等;女性膀胱与宫颈和阴道相邻。

膀胱壁从外到内分别由浆膜层、肌层、黏膜下层和黏膜层构成,肌层分成三角区肌和逼尿肌。

二、膀胱超声检查内容

1. 膀胱的位置与形态。

2. 膀胱壁连续性是否完好,膀胱充盈时黏膜是否光滑,膀胱壁有无增厚。

3. 膀胱腔内无回声是否清晰,有无结石、肿瘤、异物等并鉴别其性质。

4. 测量膀胱容量及残余尿量。

5. 观察输尿管口形态。

三、超声仪器调节方法

超声探头:通常采用低频凸阵探头,频率 2.0~5.0MHz。此外腔内探头也可应用于膀胱检查,包括经直肠、阴道及尿道检查探头。

通过调节增益、时间增益补偿、深度及焦点位置等获得高分辨率、高清晰度且无伪像的膀胱灰阶图像。要求膀胱壁连续性完好,前后壁显示清晰,其内的尿液呈透声良好的无回声区。实时观察可见输尿管口存在喷尿现象,CDFI 呈红色,双侧喷尿现象可不同时出现。

四、扫查方法与基本切面

1. 患者体位 仰卧位。

2. 扫查步骤 膀胱适度充盈,探头置于耻骨联合以上,在下腹部正中线横切及纵切。

3. 常用基本切面 ①耻骨联合上膀胱横切面。②耻骨联合上膀胱纵切面。

4. 图像存储基本要求

(1) 显示膀胱呈圆形或椭圆形无回声的横切面图像(图7-1-1)。

(2) 显示呈边缘圆钝三角形的充盈膀胱纵切灰阶图像,正中纵切面见膀胱颈部,该部位有尿道内口,男性膀胱后下方为

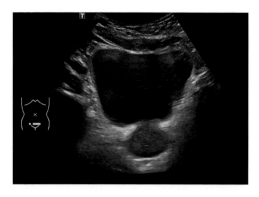

图 7-1-1　耻骨联合上膀胱横切面灰阶超声图像

前列腺和直肠,女性膀胱后下方为子宫和阴道(图 7-1-2)。

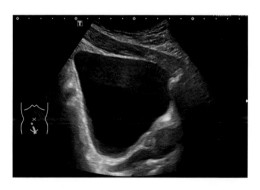

图 7-1-2　耻骨联合上膀胱纵切面灰阶超声图像

五、膀胱测量

1. 膀胱壁厚度测量　膀胱壁厚度自浆膜层至黏膜层进行测量,一般测量体部前壁,膀胱适度充盈时厚度为 2~3mm。

2. 膀胱容量及残余尿量测量　正常膀胱容量为 350~500ml,尿潴留时可达 1 000~2 000ml。膀胱容量及残余尿量测量最常用的计算公式为:

$$V=(\pi/6)\times D_1\times D_2\times D_3\approx(1/2)D_1\times D_2\times D_3$$

其中 D_1、D_2、D_3 分别为膀胱的上下径、前后径及横径。正常人排尿后残余尿量 <12ml，残余尿量 >30ml（也有学者认为残余尿量 >50ml）为病理状态。

第二节　膀　胱　炎

膀胱炎可累及黏膜层或黏膜下层，黏膜充血、水肿，可见片状出血斑、浅表溃疡等。特殊类型的膀胱炎包括：气肿性膀胱炎、腺性膀胱炎、间质性膀胱炎、神经性膀胱炎。临床表现为发病急骤，伴尿频、尿急、尿痛、肉眼血尿等。

1. 超声典型声像图特征

（1）轻症膀胱炎声像图无异常。

（2）较重的病例，膀胱的体积常减小，膀胱黏膜增厚，表面欠光滑，有时能显示增厚的膀胱肌小梁（图 7-2-1）。

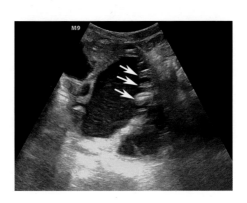

图 7-2-1　膀胱炎灰阶超声图像
膀胱侧壁多个肌小梁形成（箭头）

（3）腺性膀胱炎膀胱壁显示隆起的小结节，表面光滑，较大时，内部出现强回声点（图 7-2-2）；弥漫型者膀胱壁显著增厚，表面粗糙不平，有不规则隆起，有时可见无回声小囊。

2. 超声鉴别诊断要点

（1）膀胱炎的超声表现缺乏特异性，一般单纯根据声像图

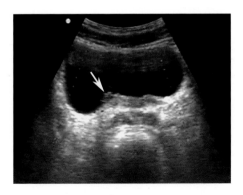

图 7-2-2 腺性膀胱炎灰阶超声图像

膀胱三角区右侧黏膜局限性隆起,呈乳头状 (箭头)

很难区分不同类型膀胱炎,但对个别特殊类型的膀胱炎超声检查能提供准确信息,如气肿性膀胱炎。超声检查对于估计病变的部位、范围及程度等有重要意义。

(2) 腺性膀胱炎需要与早期膀胱肿瘤鉴别,从二维声像上很难鉴别,除非 CDFI 上显示明显的动脉血流信号,否则,应按膀胱肿瘤诊断给临床医师提供参考,以免错过膀胱肿瘤早期诊断而延误病情。

(3) 与放射性膀胱炎鉴别:临床症状和超声表现类似,注意放射线照射的病史可以鉴别。

第三节 膀 胱 结 石

膀胱结石分原发性和继发性。继发性膀胱结石见于膀胱憩室、神经性膀胱炎、异物及长期留置导尿管、肾和输尿管结石排到膀胱。以男性为主,典型临床症状有排尿突然中断、排尿疼痛、血尿,伴有排尿困难和膀胱刺激症状。

1. 超声典型声像图特征

(1) 膀胱内单个或多个强回声团,后方伴声影(图 7-3-1)。

(2) 改变体位向重力方向移动。

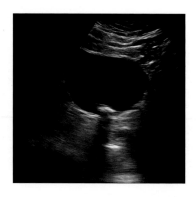

图 7-3-1　膀胱结石灰阶超声图像

膀胱内强回声光团,后方伴声影

（3）膀胱结石合并感染者,尚可见膀胱黏膜局限性增厚,表面粗糙。

（4）CDFI 可能在结石表面显示"快闪伪像"。

2. 超声鉴别诊断要点　膀胱肿瘤钙化:肿瘤内有软组织回声和血流信号,改变体位不移动。

第四节　膀胱良性肿瘤

膀胱良性肿瘤少见,病理上包括移行上皮乳头状瘤、血管瘤、纤维瘤、平滑肌瘤、嗜铬细胞瘤、畸胎瘤等。

1. 超声典型声像图特征　膀胱壁实质性肿块,边界清,形态规则(图 7-4-1),基底部窄,内部回声均匀,CDFI 显示其内血流信号较少。超声造影表现为肿瘤达峰增强程度轻度高于或近似周边膀胱壁,消退早于或近似于周围膀胱壁。

2. 超声鉴别诊断要点　膀胱恶性肿瘤:可从形态、内部回声、基底部宽度及内部血流信号等方面鉴别,有时膀胱肿瘤良恶性在声像图上难以鉴别,须膀胱镜下活检明确诊断。

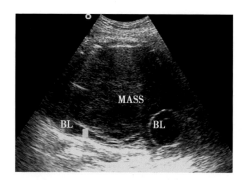

图 7-4-1　膀胱平滑肌瘤灰阶超声图像

肿瘤较大,形态规则,内部回声均匀

BL:膀胱;MASS:肿块

第五节　膀胱恶性肿瘤

膀胱肿瘤恶性为主,临床症状为无痛性、间歇性肉眼血尿,可伴有尿频、尿急、尿痛等膀胱刺激征或排尿困难,肿瘤较大或淋巴结转移者可引起同侧输尿管和肾盂扩张。

1. 超声典型声像图特征

(1) 膀胱壁局限性或弥散性增厚。

(2) 膀胱壁呈菜花样、乳头状或结节状回声,并突入膀胱腔(图 7-5-1)。

(3) 表面粗糙,有时可见尿钙沉积形成的点状强回声。

(4) 较大或分化差的肿瘤,内部回声相对减弱,而且分布不均匀。

(5) 瘤蒂生长处膀胱壁回声模糊,连续性中断,甚至侵及膀胱周围组织或脏器。

(6) 腺癌和鳞状上皮癌的基底一般较宽,呈浸润性生长。

(7) CDFI 扫查肿瘤内部有血流信号(图 7-5-2)。

2. 超声鉴别诊断要点　膀胱内血凝块:血凝块表现膀胱内实质性团块,有时易误认为膀胱肿瘤,但血凝块与膀胱壁分界清楚,内部无血流信号显示,改变体位可以移动。

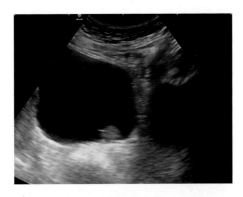

图 7-5-1　膀胱癌灰阶超声图像

膀胱三角区左侧不规则实性肿块,基底部宽

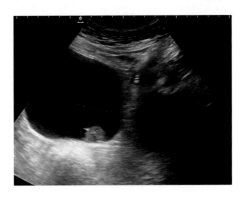

图 7-5-2　膀胱癌 CDFI 图像

显示肿瘤基底部血流信号

第六节　膀　胱　憩　室

　　膀胱憩室可分为先天性和获得性两种,先天性膀胱憩室多为单发,以输尿管口附近多见。获得性膀胱憩室源于下尿路的梗阻,膀胱黏膜在膀胱壁薄弱处疝出,形成憩室,多发于近输尿管开口处的侧后壁。憩室颈部宽窄不等,狭窄的憩室颈部引起尿液潴留,导致感染、结石、肿瘤等并发症。

1. 超声典型声像图特征

（1）膀胱壁外紧靠膀胱壁的囊状无回声区，与膀胱无回声区相连通（图7-6-1）。

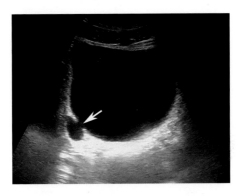

图7-6-1　膀胱憩室灰阶超声图像

膀胱右后下方无回声暗区，与膀胱相通（箭头所示）

（2）形态圆形或椭圆形。

（3）大小随膀胱充盈状态而变化。

（4）无感染者，膀胱黏膜光滑，内部透声好。

（5）合并感染或结石者，膀胱黏膜粗糙，内部有碎屑回声或结石强回声。

2. 超声鉴别诊断要点　输尿管囊肿或囊状扩张：是一种输尿管先天性发育畸形，有时也可与膀胱相通，但仔细追踪囊性结构的上部，可见其与输尿管相连，容易鉴别。

第七节　脐尿管疾病

一、脐尿管先天性异常

脐尿管先天性异常包括脐尿管未闭、脐尿管脐部窦道、脐尿管膀胱憩室、脐尿管囊肿。

1. 超声典型声像图特征

（1）脐尿管未闭和脐尿管脐部窦道可在脐与膀胱间的腹壁内显示不规则管状低回声结构,壁厚。

（2）脐尿管脐部窦道内若有较多分泌物积聚,可表现为不规则无回声区或杂乱强回声。

（3）脐尿管囊肿表现为腹壁内梭形无回声,壁厚(图 7-7-1)。

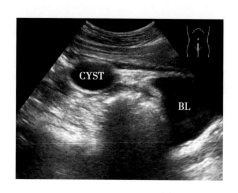

图 7-7-1　脐尿管囊肿灰阶超声图像

脐与膀胱顶部之间见囊性结构

CYST:囊肿;BL:膀胱

（4）脐尿管未闭形成的膀胱顶部憩室,特点为憩室在腹壁内。

2. 超声鉴别诊断要点　与脐部及下腹部腹腔包裹性积液鉴别　脐尿管囊肿形态不规则时,表现为局部无回声暗区,此时应与腹腔内包裹性积液鉴别。鉴别要点为沿囊性暗区附近追寻壁层腹膜,若腹膜回声连续,且暗区位于腹膜后方,则考虑来自腹腔内的包裹性积液。另外,腹腔包裹性积液多为腹膜结核所致,观察腹腔其他部位有无类似积液可鉴别。

二、脐尿管肿瘤

脐尿管肿瘤以黏液腺瘤多见。临床症状和体征与肿瘤的部位有关。近脐部者有血性或黏液性分泌物,有臭味;近膀胱者可出现血尿;脐尿管中段肿瘤表现为腹壁包块。

1. 超声典型声像图特征

(1) 脐尿管肿瘤表现为脐与膀胱之间的实质性肿物。

(2) 多数为低回声,边缘不规整,内部回声欠均匀,有血流信号。

2. 超声鉴别诊断要点

(1) 位于脐部者,应与脐窦鉴别:两者都有脐分泌物,脐尿管肿瘤可见实质性肿块声像,其内探及血流信号,而脐窦无此声像。

(2) 位于近膀胱者,应与膀胱顶部肿瘤鉴别:两者都可能出现血尿,都可能突入膀胱腔。仔细观察肿瘤有无向膀胱外突起,并沿脐尿管方向生长,可以鉴别。

第八章　前列腺及精囊腺

第一节　概　　述

一、解剖概要

前列腺位于膀胱与尿生殖隔之间,底部与膀胱颈、精囊和输精管壶腹相邻,前方为耻骨联合,后方为直肠壶腹。

Lowsley(1921)根据胚胎组织学结构将前列腺分为 5 叶(图 8-1-1)。

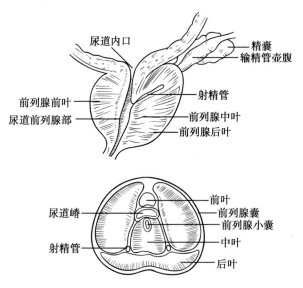

图 8-1-1　Lowsley 前列腺分叶法示意图

Frank(1954)根据前列腺组织对激素的不同反应和临床病理研究结果,提出以尿道为中心将前列腺分为内腺和外腺,内腺与外腺之间有外科包膜(假包膜)。McNeal(1986)按前列腺组织学分区,将前列腺分为腺组织和非腺组织(表8-1-1)。

精囊腺又称精囊,左右各一,表面凹凸不平,位于膀胱底的后上方,输精管壶腹的下外侧。两侧精囊腺的排泄管与其内侧的输精管壶腹部汇合成射精管,自前列腺后上方穿过腺体组织并开口于精阜。

二、前列腺及精囊腺超声检查内容

1. 观察前列腺及精囊腺的形态、大小,包膜的光滑程度和轮廓线的完整性。前列腺两侧腺体是否对称,中央沟有无变浅或消失。

2. 仔细观察前列腺及精囊腺的内部回声强度和回声的均匀性,有无异常回声和异常血流信号。

3. 检查前列腺时,还应注意膀胱、精囊腺和尿道有无异常回声。

三、超声仪器调节方法

1. 超声探头

(1) 经腹检查:嘱患者适当充盈膀胱,选用相控阵、凸阵或扇扫探头,频率为2.0~5.0MHz。

(2) 经直肠检查:嘱患者检查前排便,必要时清洁灌肠,是否充盈膀胱根据检查需要而定。选用双平面直肠探头或端射式直肠探头,常用频率为5~10MHz。探头需套上乳胶套或专用探头套。

(3) 经会阴检查:嘱患者检查前排便,适当充盈膀胱,选小凸阵或扇形超声探头,频率3.0~5.0MHz。探头需套上乳胶套或专用探头套。

(4) 经尿道检查:需麻醉后进行,应用较少,选腔内小探头,选用频率7.5~10.0MHz。

表 8-1-1　前列腺分区及临床意义

McNeal 分区		部位	腺组织含量	临床意义	Frank 分区
腺组织区	移行区	近段尿道两侧	5%~10%	增生好发部位;癌肿发生率 10%~20%	内腺区
	尿道周围区	包埋于尿道近端的纵行平滑肌当中	1%		
	中央区	两个射精管和尿道内口至精阜之间,呈圆锥状,有射精管穿过	25%	癌肿发生率 5%~10%	外腺区
	周缘区	居后方,两侧及尖部包绕移行区和中央区,并向前延伸	70%~75%	癌肿好发部位,发生率高于 70%;炎症好发部位	
非腺组织区	前纤维基质	腺体前面的薄层纤维肌肉组织(前叶)	无	原发病变少见	

2. 仪器调节　通过调节图像增益、动态范围、时间增益补偿、深度、焦点数量及焦点位置等获得高分辨率、高清晰度的前列腺灰阶图像。前列腺内腺为低回声,外腺为偏高回声,精囊腺为无回声或低回声。CDFI 检查应注意取样框大小,彩色信号阈值的调节。

四、扫查方法与基本切面

1. 扫查步骤

(1) 经腹检查:先将探头纵向置于耻骨联合上缘中线处,使声束指向后下,适度加压,获得正中矢状断面声像图,左、右侧动探头获得矢状旁断面声像图;而后逆时针旋转探头,横置探头于耻骨联合上方,声束指向后下,可获得前列腺及精囊腺一系列斜冠状断面声像图。

(2) 经直肠检查:探头置于直肠内,若使用双平面直肠探头,可上下滑动探头获取前列腺和精囊腺的横切面声像图,旋转探头获取纵切面声像图;若使用端射式直肠探头,可根据需要转动及侧动探头获取前列腺纵切面和斜冠状面声像图,精囊腺的横切面、纵切面声像图。经直肠检查时可采用高频探头以提高声像图的清晰度及病灶检出率,但前列腺体积显著增大时应适当降低探头频率,以观察前列腺全貌(外痔、肛裂、直肠狭窄或肿物患者慎用)。此法被认为是目前最佳探测方法,不仅对前列腺肿瘤有很高的诊断率,而且有助于临床分期。

(3) 经会阴检查:将探头横向置于被检者会阴后区(肛门前缘),使声束指向耻骨联合,适当地加压探头,缩短探测距离,可获得斜冠状断面声像图;将探头横向置于会阴前区(阴囊后缘),可获得冠状断面声像图;将探头纵向置于会阴正中,指向前上方,可获得正中矢状断面声像图。左、右侧动探头,可获得不同的矢状旁断面声像图。

(4) 经尿道检查:将消毒过的超声小探头从尿道外口置入后尿道,随着探头在尿道内的缓慢插入,获得前列腺和精囊的一系列横断面声像图。可用于前列腺电切术中检测残余前列腺的厚度,此方法由于对设备和探测条件有特殊要求,且存在一定的创伤性,故非临床需要,一般不用于前列腺的探测。

2. 常用基本切面　矢状断面,横断面,冠状断面,斜冠状断面。

3. 图像存储基本要求

(1) 显示前列腺及精囊腺纵向全貌灰阶图像(图 8-1-2)。

(2) 显示前列腺横向全貌灰阶及彩色图像(图 8-1-3)。

(3) 显示前列腺、精囊腺病变的灰阶图像(应为不同角度切面下的图像)。

(4) 病变 CDFI 血流图像,必要时留存频谱多普勒图像。

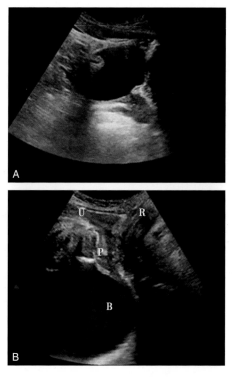

图 8-1-2　前列腺及精囊腺纵向全貌灰阶超声图像

A. 经腹扫查前列腺纵切图;B. 经会阴扫查前列腺纵切图

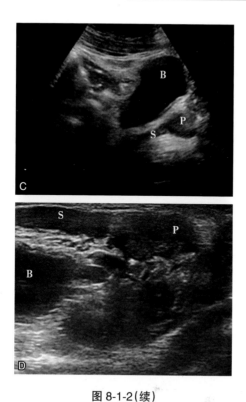

图 8-1-2(续)

C.经腹扫查精囊腺纵切图;D.经直肠扫查精囊腺纵切图

B:膀胱;P:前列腺;U:尿道;S:精囊腺;R:直肠

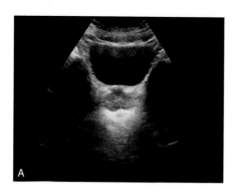

图 8-1-3 前列腺横向全貌常规超声图像

A.经腹扫查前列腺横切图

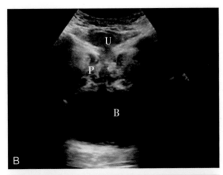

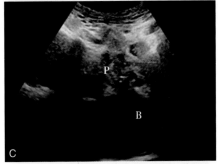

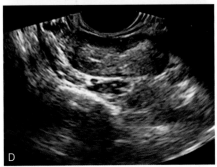

图 8-1-3（续）

B. 经会阴扫查（会阴前区）；C. 经会阴扫查
（会阴后区）；D. 经直肠扫查前列腺彩色图像
B：膀胱，P：前列腺，U：尿道

五、前列腺及精囊腺的测量

1. 前列腺长径(上下径)及厚径(前后径)的测量见表 8-1-2。

表 8-1-2 成人前列腺测量参考值 单位:cm

部位	长径(上下径)	宽径(左右径)	厚径(前后径)
经直肠测量	3.2 ± 0.3	4.2 ± 0.4	2.1 ± 0.2
经腹部测量	2.9 ± 0.5	4.1 ± 0.6	2.8 ± 0.4

重量 =12~20g

(1) 测量切面:正中矢状断面(经腹检查常不能显示前列腺下缘,故测值不如经直肠检查准确),见图 8-1-4A。

(2) 测量部位:将测量点分别置于前列腺底、尖部包膜处,测量最大垂直距离为前列腺上下径,而后将测量点置于切面最宽处垂直于上下径进行测量,为前列腺厚径,见图 8-1-4B。

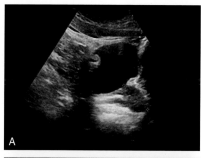

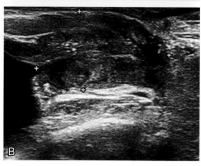

图 8-1-4 前列腺长径及厚径测量示意图

A. 经腹扫查;B. 经直肠扫查

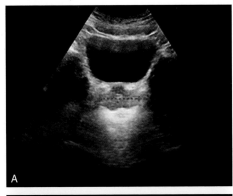

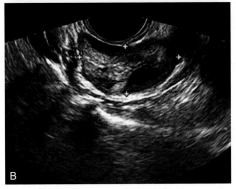

图 8-1-5   前列腺宽径测量示意图

A.经腹扫查;B.经直肠扫查

2. 前列腺宽径(左右径)

(1) 测量切面:最大斜冠状断面(经直肠检查时在最大横断面测量),见图 8-1-5。

(2) 测量部位:将测量点置于切面最宽处进行测量。

3. 前列腺体积的估测   参考公式:

体积 =0.52× 上下径 × 左右径 × 前后径

4. 精囊腺的测量   在纵切面上显示精囊腺最大长径后,从精囊腺底部至精囊腺下端的连线即为长径,在精囊腺的最大横断面上可测量宽径和厚径(表 8-1-3)。经直肠测量精囊腺较经腹部测量更精确,见图 8-1-6。

表 8-1-3　成人精囊腺经直肠测量参考值

单位:cm

部位	长径(上下径)	宽径(左右径)	厚径(前后径)
参考值	4.0~5.0	0.5~1.5	0.5~1.0

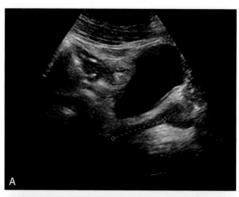

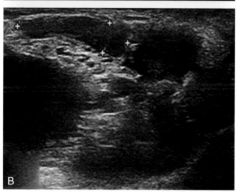

图 8-1-6　精囊腺长径测量示意图

A. 经腹扫查;B. 经直肠扫查

第二节　良性前列腺增生

良性前列腺增生多发于 50 岁以上中老年男性,临床上前列腺增生以尿道梗阻症状、膀胱刺激症状、急性尿潴留为主要表现。

1. 超声典型声像图特征

(1) 发生部位:前列腺移行区和尿道周围腺,即内腺。

(2) 形态:前列腺体积增大,各径线均大于正常值,横径大于前后径。形态失常,近似球形,两侧对称,边界清晰(图 8-2-1,图 8-2-2)。

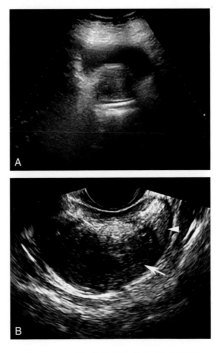

图 8-2-1 前列腺增生常规超声图像

A. 经腹扫查;B. 经直肠扫查,箭头所示为
前列腺内腺,三角箭头所示为前列腺外腺

(3) 回声特征:经腹壁或会阴扫查时,多数呈均匀性低回声,少数呈等或高回声。经直肠扫查时,可以清楚显示腺体内有多个增生小结节,整个内腺回声粗乱,不均匀。内外腺交界处常有钙质沉着或结石形成。当内腺增生时,这些高回声物

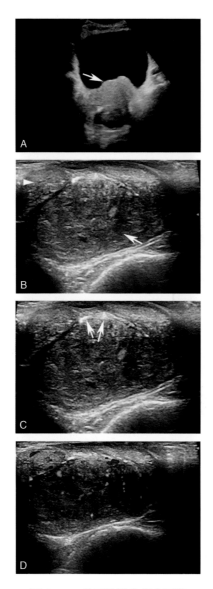

图 8-2-2　前列腺增生超声图像

A. 增生前列腺组织凸入膀胱（箭头所示）;B. 经直肠扫查示腺体内有多个增生小结节（箭头所示为前列腺内腺,三角箭头所示为前列腺外腺）;C. 内外腺交界处弧形排列的散在强回声点（箭头所示）;D. 增生的前列腺内腺血流信号增多

被排挤外移,致使交界处形成弧形排列的散在强回声点或强回声团,是前列腺增生的又一特征。精囊可能受压变形,但是无浸润破坏征象(图8-2-2)。

(4) 彩色血流特征:内腺血流信号增多,在移行区增生结节周围可见血流信号环绕,周缘区增生结节的内部及周边则一般无血流信号,或为极少的点状血流信号(图8-2-2)。

(5) 超声造影:移行区增生结节表现为造影剂快进慢退高增强,由周边向中间逐渐增强;周缘区增生结节则表现为周边环状增强,内部无或轻度增强。

(6) 其他脏器改变:前列腺增生晚期出现膀胱小梁小房、膀胱憩室、膀胱结石、肾积水等并发症的声像图。

2. 超声鉴别诊断要点

(1) 前列腺癌:病变好发于外腺(周缘区),呈低回声,形态不规则,边界不清楚,向外呈局限性隆起,内部血流信号丰富,血管粗细不一,超声造影表现为高增强或等增强;而周缘区的增生结节表现为周边环绕血流,超声造影信号无或轻度增强。对早期前列腺癌及前列腺增生合并前列腺癌者,较难鉴别,一般行超声引导下穿刺活检进行鉴别。

(2) 慢性前列腺炎:前列腺大小正常或稍大,内部回声不均匀,包膜可增厚。

(3) 膀胱肿瘤:向膀胱凸入的前列腺增生结节需与膀胱肿瘤相鉴别。后者源自膀胱壁,与前列腺有界限,表面不光滑,CDFI显示其内有一供血血管。而前列腺增生结节与前列腺内腺回声一致、无分界,表面光滑,血供丰富但无单一供血血管。

第三节　前　列　腺　癌

前列腺癌是老年男性最常见的恶性肿瘤之一,早期无明显症状。随着病情发展,可出现尿频、尿急、尿潴留、血尿及排尿疼痛等症状;发生转移时,表现为腰背痛、消瘦、无力、顽固性咳嗽、咳血、贫血等症状。

1. 超声典型声像图特征

（1）发生部位：约 70% 的前列腺癌发生在周缘区。

（2）形态：癌结节无固定形态，边界欠清，部分病灶向表面凸出，可超过包膜，进入周围脂肪组织。当前列腺包膜有局部隆起时，不管有无其他异常回声，均应行前列腺穿刺活检以排除前列腺癌。前列腺形态受病灶影响，体积增大，左右不对称，边界不整齐，甚至包膜不完整（图 8-3-1）。

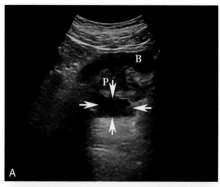

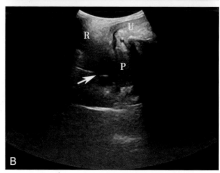

图 8-3-1　前列腺癌常规超声图像

前列腺内低回声结节（箭头所示）形态不规则，边界欠清，部分病灶向表面凸出，并向外生长超过包膜，进入前列腺周围脂肪组织。A. 经腹扫查横切图；B. 经会阴扫查纵切图

B：膀胱；P：前列腺；U：尿道；R：直肠

(3) 回声特征：多为结节状或片状低回声，等回声或强回声少见。部分病灶内有钙化征象；部分病灶体积较大时可出现液化区，类似囊性变，但囊壁较厚且不规则，囊内透声差。

(4) 彩色血流特征：病变区血流信号丰富。

(5) 超声造影：癌肿呈"快进快退"高增强，部分病灶中可出现无增强的坏死区，大部分病灶中可观察到不对称血管结构的存在（图8-3-2）。

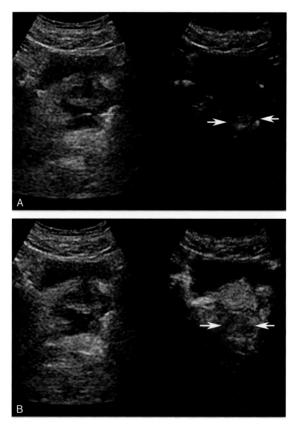

图8-3-2 前列腺癌超声造影图像

A. 注射造影剂后19s，前列腺右后方病灶内可见造影剂快速充填，增强程度明显强于周围正常前列腺组织（箭头所示）；

B. 注射造影剂后52s，病灶内造影剂快速消退（箭头所示）

2. 超声鉴别诊断要点

（1）良性前列腺增生：见第二节良性前列腺增生。

（2）膀胱颈部肿瘤：膀胱癌自膀胱向腺体内侵犯,而前列腺癌自腺体外后侧向前延伸,膀胱颈部肿瘤 CDFI 多能发现一支滋养血管,而前列腺癌少有这种典型图像。此外血清 PSA 检查也有助于鉴别。

（3）前列腺肉瘤：多见于中青年男性,前列腺明显肿大,回声可均匀或不均匀,甚至内有无回声区,彩色血流信号无明显特异性。但 PSA 多不会升高,直肠指诊前列腺质地柔软。

第四节　前列腺结石

前列腺结石是指存在于前列腺组织或腺泡中的钙盐沉积,多见于中老年人。结石体积较小时,常无特殊临床症状,当结石较大或同时患有其他前列腺病变时,可出现尿频、尿痛、排尿困难及血尿。

1. 超声典型声像图特征

（1）发生部位：伴有前列腺增生时,结石常发生在内腺与外腺交界区,其中以内腺后缘最为多见;非前列腺增生引起的结石多位于尿道旁或散在分布于尿道周围区内。

（2）形态：①弥漫、散在分布的多发小结石,可合并前列腺慢性炎症。②粗糙大块结石,主要分布于前列腺腺管内。

（3）回声特征：单个或多个小的圆形、类圆形强光点或散在斑点状强回声,散在小结石无声影。结石较大、聚集很密或含钙成分多时可伴声影(图 8-4-1)。

2. 超声鉴别诊断要点

（1）前列腺钙化：由前列腺结核钙化、肿瘤钙化等在前列腺病灶内出现,并可见原发病灶的声像图改变。

（2）前列腺管内淀粉样小体：呈散在分布的小点状强回声,酷似小结石,声像图表现与前列腺小结石不易鉴别,应结合临床资料和其他检查予以确认。

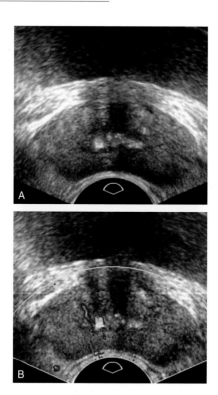

图 8-4-1 前列腺结石常规超声图像
A.前列腺内腺与外腺交界区散在斑点
状强回声;B. CDFI 示无明显血流信号

(3) 后尿道结石:是泌尿系急症之一,为嵌顿在前列腺部尿道中的结石。患者多有排尿困难,在膀胱充盈后,经腹部超声纵横切面仔细扫查并做排尿动作,可诊断出结石部位。前列腺后尿道结石作排尿动作时结石上方尿道明显扩张;而前列腺结石后尿道不受其影响,做排尿动作后尿道仅轻微扩张。

第五节 前 列 腺 炎

前列腺炎分为急性和慢性,急性前列腺炎少见,多为感染性致病菌引起,以腺体充血、水肿或化脓为主;慢性前列腺炎多见,多为非感染性。

1. 超声典型声像图特征

(1) 急性前列腺炎

1) 发生部位:弥漫性或外腺多见。

2) 灰阶超声表现:腺体轻 - 中度增大,前列腺包膜可增厚、粗糙,较完整。内部弥漫性或局灶性低回声区(图 8-5-1A),合并脓肿时,内部可见边缘不规则的低回声或无回声区,内部有细点状回声漂浮。

3) 彩色血流特征:病变区可见血流信号增多(图 8-5-1B),合并脓肿时,脓腔内可无血流信号。

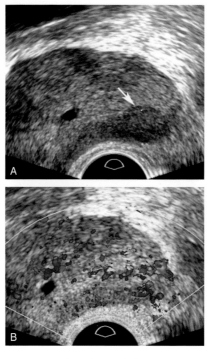

图 8-5-1 急性前列腺炎常规超声图像

A. 外腺可见局灶性低回声区(箭头所示)边界清楚,形态规则;B. CDFI 示病变区可见血流信号增多,周边及内部均可见血流信号

（2）慢性前列腺炎

1）发生部位：弥漫性病变。

2）灰阶超声表现：腺体可正常、轻度增大或缩小，包膜增厚、不光滑。内部弥漫性增粗、增强，可见散在或聚集的点状强回声（图 8-5-2），对周围组织无侵犯、压迫现象。

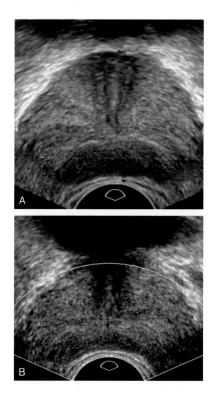

图 8-5-2　慢性前列腺炎常规超声图像
A. 腺体轻度增大，包膜增厚、不光滑，内部
弥漫性增粗、增强；B. 腺体内血流信号增多

3）彩色血流特征：病变区可见血流增加（图 8-5-2），可见前列腺周围静脉曲张。

2. 超声鉴别诊断要点

（1）前列腺增生：多为 50 岁以上患者，以前列腺肿大、排尿困难为主。

（2）前列腺癌：前列腺内发现肿物，逐渐长大，抽血检查前列腺特异性抗原（prostate-specific antigen，PSA）>4ng/ml，可以鉴别。

第六节 前列腺囊肿

前列腺囊肿是由于先天性或后天性原因引起的囊样改变。先天性前列腺囊肿主要包括苗勒管囊肿和真性前列腺囊肿，后天性前列腺囊肿包括炎症性前列腺囊肿、寄生虫性前列腺囊肿。小的囊肿无明显症状，并发感染或结石或囊肿较大时可压迫尿道或膀胱颈引起排尿困难，出现尿频、尿急、排尿费力，严重者可以引起尿潴留。

1. 超声典型声像图特征

（1）发生部位：可以位于前列腺内部，也可位于前列腺包膜上。先天性囊肿一般多位于后叶，后天性囊肿可位于前列腺任何部位。

（2）形态：多数病变为形态规则的圆形或椭圆形，边界清楚（图8-6-1A）。

（3）回声特征：绝大多数为无回声。

（4）彩色血流特征：无血流信号（图8-6-1B）。

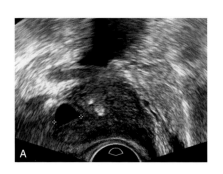

图 8-6-1 前列腺囊肿常规超声图像

A. 前列腺内无回声结节边界清楚，形态规则

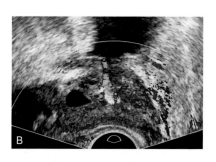

图 8-6-1（续）

B. CDFI 无回声内无明显血流信号

2. 超声鉴别诊断要点 精囊腺囊肿：前列腺中央可见泪滴样或椭圆形无回声区，一侧与同侧精囊相连，另一侧延伸至精阜。经直肠超声纵切面上囊肿尖端指向精阜，为泪滴状，横切面呈圆形。囊肿与后尿道之间可见前列腺组织。

第七节 精囊腺炎

精囊腺炎常与前列腺炎同时发生。急性精囊炎初期，精囊黏膜充血水肿，进而可形成脓肿，甚至破溃到精囊周围。慢性精囊炎多为急性精囊炎迁延而来。临床症状表现为：血精，精液量减少；会阴部不适、胀痛、腰骶部酸痛；尿路刺激症状，如尿频、尿急、尿痛等。

1. 超声典型声像图特征

（1）形态：急性期精囊轮廓明显增大，张力增加，呈椭圆形，前后径 >1cm。

（2）回声特征：急性期表现为精囊内回声减低，其间散在点状强回声。形成脓肿时，精囊腺局限性扩大、变形囊壁毛糙模糊不清。慢性期精囊腺弯曲、表面不光滑、壁僵直、增厚，囊壁有强回声钙化斑，腔内见强回声钙化灶，部分精囊炎可导致射精管管壁钙化（图 8-7-1A）。

（3）彩色血流特征：急性精囊炎双侧精囊腺内血流信号均

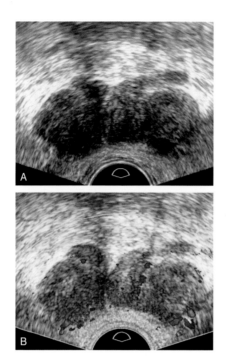

图 8-7-1　精囊腺炎常规超声图像

A. 精囊腺囊内回声减低，其间散在点状强回声；

B. CDFI 精囊腺周边短棒状、短线状血流信号

稍增多，仍以周边短棒状、短线状血流信号为主（图 8-7-1B）。

2. 超声鉴别诊断要点

（1）精囊腺囊肿：多为单侧，呈边界清楚的类圆形无回声或弱回声囊性结构，壁薄，后方回声增强。

（2）精囊腺肿瘤：表现为精囊肿大，外形失常，边界模糊不清。内部正常条束状结构中断或消失，可见边缘不规则，回声强弱不均的小结节。精囊腺肿瘤内几乎都能被检出血流信号。

（3）精囊结核：为泌尿系结核一部分。多为两侧同时受累，结核结节相互融合，发生干酪样变性，形成空洞和纤维化、钙化。整个精囊腺可形成坚硬的团块状组织。超声引导下精囊腺穿刺是鉴别精囊疾病的有效手段。

第九章 肾 上 腺

第一节 概 述

一、解剖概要

肾上腺是腹膜后器官,左右各一,位于肾周间隙,双侧肾脏上方。肾上腺与肾脏共同包绕在肾筋膜内,但有各自的纤维囊和脂肪囊。肾上腺由体部、内侧支及外侧支组成。左侧肾上腺呈半月形,右侧肾上腺呈三角形。

肾上腺外周为皮质,内部为髓质。肾上腺皮质自外向内又分为球状带、束状带和网状带。球状带负责醛固酮的产生和分泌,束状带分泌糖皮质激素,网状带参与雄激素的分泌和调节。肾上腺髓质负责儿茶酚胺、肾上腺素和去甲肾上腺素的合成和分泌。

肾上腺血供丰富,由肾上腺上、中、下动脉供给,它们分别发自膈下动脉、腹主动脉和肾动脉;由肾上腺静脉引流,左侧汇入左肾静脉或左膈下静脉,右侧汇入下腔静脉(图 9-1-1)。

二、肾上腺超声检查内容

1. 肾上腺位置、大小、形态。
2. 肾上腺实质回声特征。
3. 肾上腺有无占位性病变,鉴别占位性病变性质。

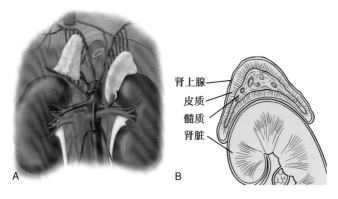

图 9-1-1 肾上腺解剖示意图

A. 肾上腺解剖位置及血供;B. 肾上腺内部解剖结构

三、超声仪器调节方法

超声检查简便易行,没有电离辐射,是肾上腺首选影像学检查方法之一。但由于肾上腺体积小、位置深,因此正常成人肾上腺在超声上显示存在一定难度。虽然国内外文献报道肾上腺显示率可高达 80%。但在实际工作中,由于受到肥胖、肋骨、肠道气体等诸多因素干扰,肾上腺显示比较困难。儿童期肾上腺显示率相对较高。肾上腺扫查前患者需空腹 6~8h 以减少胃肠道内气体。CT 对肾上腺的显示明显优于超声,但存在电离辐射的缺点。MRI 对肾上腺的显示也明显优于超声,但存在价格较贵、成像时间较长的不足。

超声探头:通常采用低频凸阵探头,频率 3~5.5MHz。对于小儿、体形较瘦的成人也可以选用高频凸阵探头或者线阵探头。

通过调节图像增益、动态范围、时间增益补偿、深度、焦点数量及焦点位置等获得高分辨率、高清晰度同时无伪像的肾上腺灰阶图像。要求肾上腺实质呈中等回声、同侧肾脏实质呈低回声。CDFI 检查应注意取样框大小,合适的彩色信号阈值,以既能敏感显示血流又不出现彩色外溢等伪像为准。

四、扫查方法与基本切面

1. 患者体位   检查时可采用仰卧位、左侧卧位、右侧卧位或坐位。

2. 扫查技巧   扫查右侧肾上腺选择肝脏作为声窗,右侧肾上腺位于右侧肾脏的内后上方,下腔静脉的后方。左侧肾上腺贴近胰尾和脾血管,最好沿腋后线,以脾或左肾作为声窗进行扫查。正常肾上腺的声像图表现为倒"V"或倒"Y"形,鉴于其解剖特征,整个腺体很难在一个平面上显示。

3. 常用基本切面   冠状切面、横切面。

4. 图像存储基本要求

(1) 显示左侧肾上腺灰阶超声图像(图9-1-2)。

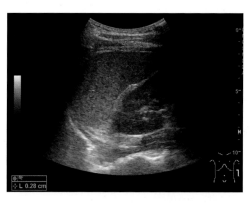

图9-1-2   左侧肾上腺灰阶超声图像

(2) 显示右侧肾上腺灰阶超声图像(图9-1-3)。

(3) 显示肾上腺病变的灰阶超声图像。

(4) 显示病变的 CDFI 血流图像,必要时留存频谱多普勒图像。

五、肾上腺测量

解剖学上肾上腺长度为 4~6cm,宽为 2~3cm,厚为 0.2~

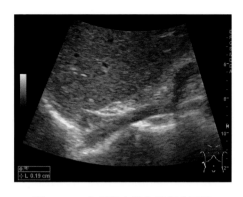

图 9-1-3 右侧肾上腺灰阶超声图像

0.6cm。新生儿期肾上腺厚度应 <0.4cm,成人肾上腺厚度一般不超过 1.0cm。新生儿期肾上腺外周皮质呈低回声,中间髓质呈纤细的高回声(图 9-1-4)。到 1 岁以后,肾上腺呈均匀的低回声。成人的肾上腺呈低回声,有时候与周围的脂肪回声类似。

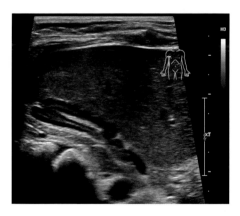

图 9-1-4 肾上腺低回声皮质和中间纤细的高回声髓质灰阶超声图像

六、容易误诊为肾上腺的结构

由于肾上腺体积小,位置深,加上患者本身的因素(如肥胖等),肾上腺的超声显示存在一定困难(表 9-1-1)。

表 9-1-1　容易误诊为肾上腺或肾上腺来源肿瘤的正常解剖结构

左侧	右侧
脾脏分叶、副脾	肝脏
胰尾	右肾上极分叶
胃底	淋巴结
左肾上极分叶	膈脚
淋巴结	肾周脂肪
膈脚	
肾周脂肪	

第二节　肾上腺肿瘤

一、肾上腺皮质腺瘤

肾上腺皮质腺瘤可分为无功能性腺瘤和功能性腺瘤。

1. 超声典型声像图特征

(1) 发生部位:以发生于单侧肾上腺多见。

(2) 形态:多为形态规则的圆形或类圆形,边界清楚(图 9-2-1)。

(3) 回声特征:病变常表现为低回声,回声均匀。需要注意的是,无功能腺瘤通常体积较大,有可能出现囊性变、出血坏死、钙化等,因此可表现为回声不均、病灶内部无回声或强回声等(图 9-2-2)。

(4) 彩色血流特征:病变内通常无明显血流信号。病变较大时内部可能出现少量血流信号。

2. 超声鉴别诊断要点

(1) 嗜铬细胞瘤:患者通常有阵发性高血压的临床表现,病变回声不均匀,常伴囊性变。CDFI 常于边缘及内部探及血流信号。

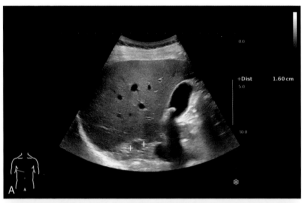

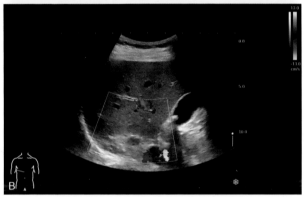

图 9-2-1 肾上腺腺瘤常规超声图像

A. 右侧肾上腺区低回声结节(＋所示),形态规则,边界清晰;

B. CDFI 显示结节内未见明显血流信号

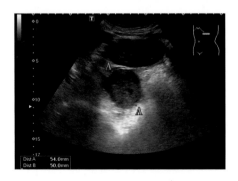

图 9-2-2 肾上腺腺瘤常规超声图像

（2）髓样脂肪瘤：较少见，其超声表现较特异，多为肾上腺区类圆形或椭圆形的高回声肿块。CDFI 显示内部及周边均无明显血流信号。

（3）肾上腺皮质癌：病灶体积大，直径多在 5cm 以上，病灶以低回声为主，回声多不均匀，形态多样，可有分叶，CDFI 于内部或周边多可探及丰富血流信号。肾上腺皮质癌主要需与伴有出血、囊性变的无功能性肾上腺腺瘤鉴别。

二、肾上腺嗜铬细胞瘤

嗜铬细胞瘤是一种功能性神经内分泌肿瘤。临床症状包括顽固性或阵发性高血压、心悸、潮红、腹泻和体重减轻等。

1. 超声典型声像图特征

（1）发生部位：多发生于单侧。

（2）形态：多为圆形或椭圆形，边界清晰，有包膜。少数嗜铬细胞瘤形态不规则、边界不清晰，出现包膜浸润或短期内体积迅速增大（图 9-2-3、图 9-2-4）。

（3）回声特征：病变表现为不均匀低回声，常伴囊性变，病灶可以为实性、囊实性或囊性。囊性区内可能由于坏死、出血

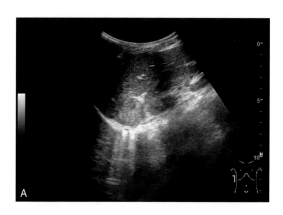

图 9-2-3　良性肾上腺嗜铬细胞瘤常规超声图像

A. 右侧肾上腺区混杂回声结节，形态规则，边界清晰，可见囊性区

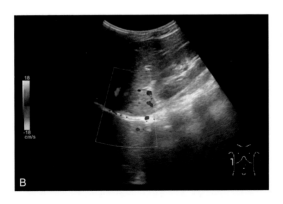

图 9-2-3(续)

B. CDFI 显示结节边缘可探及血流信号

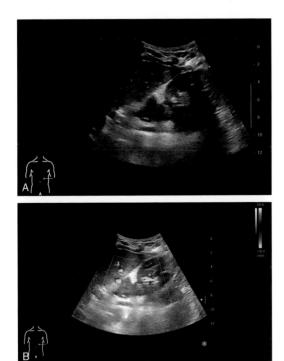

图 9-2-4 肾上腺嗜铬细胞瘤常规超声图像

A. 左侧肾上腺区低回声结节,形态不规则,边界不清;B. CDFI 显示病灶内部未见血流信号

而出现液 - 液平面。极少数嗜铬细胞瘤除病灶本身的表现外，还可能合并下腔静脉瘤栓。

（4）彩色血流特征：病变周边及内部可探及血流信号。

2. 超声鉴别诊断要点

（1）肾上腺腺瘤：直径多 <3cm，边界清楚，大部分无囊变坏死，边缘及内部无血流信号。

（2）肾上腺转移瘤：常有恶性肿瘤病史，可发生在单侧或双侧，回声不均质，形态不规则。

（3）肾上腺皮质癌：病灶直径多在 5cm 以上，形态多样，可有分叶，边界不清，CDFI 于内部或周边多可探及丰富血流信号。

三、肾上腺髓样脂肪瘤

肾上腺髓样脂肪瘤是一种少见的良性无功能性肿瘤。多数无临床症状，偶尔因肿瘤对周围组织的机械压迫或肿瘤内部出血坏死引起不典型的腰痛和腹痛症状，一般不合并造血系统疾病。

1. 超声典型声像图特征

（1）发生部位：以单侧发生多见。

（2）形态：多为圆形或椭圆形，包膜完整，边界清晰。较大肿瘤的深部因声衰减而边界模糊。

（3）回声特征：病变的回声特点与髓样脂肪瘤的组织成分相关。若整个病灶内部脂肪组织分布较均匀，则声像图表现为均匀弥漫高回声，回声强度明显高于肝、肾实质，若内部脂肪组织分布不均，存在以造血组织为主的区域，则表现为不均匀低回声（图 9-2-5）。

（4）彩色血流特征：大部分周边及内部均无血流，少数病灶周边可探及少量血流信号。

2. 超声鉴别诊断要点

（1）肾上腺腺瘤：多呈低回声，形态规则，边界清楚，直径一般 <3cm。

（2）肝血管瘤：肝右叶血管瘤需要与右侧肾上腺髓样脂肪

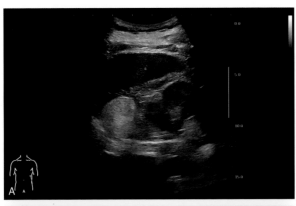

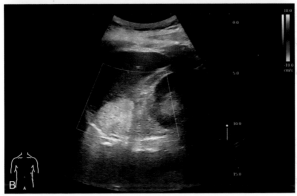

图 9-2-5 肾上腺髓样脂肪瘤常规超声图像

A. 左侧肾上腺区高回声结节,回声均匀,形态规则,边界清晰;B. CDFI 示结节内未探及血流信号

瘤相鉴别。肿瘤与肝脏被膜的关系以及深吸气后肿瘤与肝脏的相对运动关系有助于鉴别诊断。

（3）肾上极血管平滑肌脂肪瘤:双肾上极血管平滑肌脂肪瘤需要与肾上腺髓样脂肪瘤相鉴别。深吸气后肿瘤与肾脏出现相对运动支持肾上腺髓样脂肪瘤的诊断。

四、肾上腺皮质癌

肾上腺皮质癌合并肾上腺功能异常的患者常在发病早期

被发现,无功能性肾上腺皮质癌发现时直径多 >5cm,由于无症状、发现晚,发现时往往已合并转移或癌栓。

1. 超声典型声像图特征

(1) 发生部位:肾上腺皮质,单侧肾上腺多见。

(2) 形态:肿瘤体积通常较大,直径常在 5cm 以上,形态多样,分叶状边缘常见,边界清晰或不清晰。

(3) 回声特征:以低回声为主,可合并囊性坏死、出血及钙化,因此肿块回声不均匀,可出现无回声、高回声、强回声区。同时应注意评估有无其他器官的转移(图 9-2-6)。

(4) 彩色血流特征:肿瘤内部及边缘血供丰富,可显示主要供血血管。同时应注意检查周围的静脉以评估有无瘤栓。

2. 超声鉴别诊断要点

(1) 嗜铬细胞瘤:临床有阵发性高血压症状,肿瘤边界多清晰,内部常伴囊性变。血流信号不及肾上腺皮质癌丰富。

(2) 转移瘤:常有恶性肿瘤病史,可发生在单侧或双侧,多发生于髓质,多表现为实性低回声肿块,形态不规则。

(3) 神经母细胞瘤:好发于 5 岁以下儿童,多呈不均匀低回声肿块,形态不规则,并可见多发强回声钙化灶。

五、肾上腺转移瘤

肾上腺是转移瘤的好发部位,转移瘤是肾上腺恶性肿瘤中最常见的类型。

1. 超声典型声像图特征

(1) 发生部位:可发生在肾上腺皮质或髓质,以髓质多见,可发生于单侧或双侧肾上腺。双侧病变约占 40%,且常合并其他部位的转移。

(2) 形态:通常大小不等,许多转移瘤体积较大,直径多 >4cm,边界不清,形态不规则或呈分叶状。

(3) 回声特征:以实性低回声肿块为主,回声不均匀(图 9-2-7)。

(4) 彩色血流特征:肿瘤周边及内部可探及血流信号。

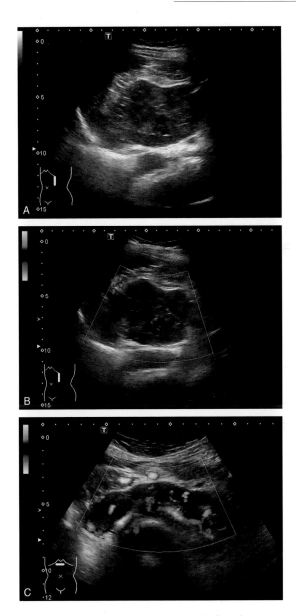

图 9-2-6 肾上腺皮质癌常规超声图像

A. 右侧肾上腺区低回声肿块,分叶状,边界尚清晰,回声不均匀;B. CDFI 于结节内探及血流信号;C. 可见瘤栓自肿物蔓延至下腔静脉

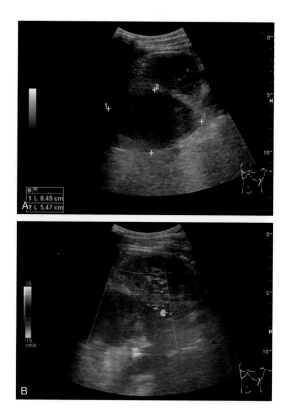

图 9-2-7　肾上腺转移瘤常规超声图像

A. 左侧肾上腺区不均匀低回声肿块,分叶状;B. CDFI
于结节内探及少量血流信号

2. 超声鉴别诊断要点

（1）腺瘤:肾上腺转移瘤有时可表现为小而均匀一致的低
回声结节,因此可能被误诊腺瘤。

（2）肾上腺皮质癌:发生于肾上腺皮质,常位于单侧肾上
腺,肿瘤体积较大,可合并囊变坏死、出血、钙化,血流较丰富。

六、神经母细胞瘤

神经母细胞瘤是儿童最常见的颅外恶性肿瘤。神经母细
胞瘤分化差,恶性程度较高,临床症状最常见腹部肿块,以及

因肿瘤压迫、转移引起的疼痛,其他症状还包括消瘦、纳差、乏力、腹胀等。

1. 超声典型声像图特征

(1) 发生部位:儿童神经母细胞瘤发生于肾上腺者约占50%。

(2) 形态:通常体积较大,形态不规则,边界不清,早期可侵犯周围组织。

(3) 回声特征:多呈低回声,肿块回声不均匀,常可见多发强回声钙化及不均质回声出血(图 9-2-8)。

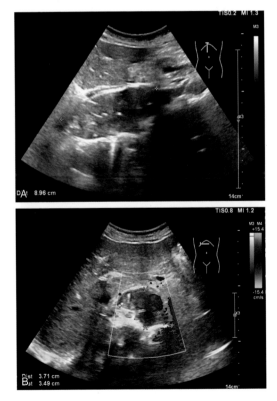

图 9-2-8 肾上腺神经母细胞瘤常规超声图像

A. 左侧肾上腺区巨大不均匀低回声肿块,呈分叶状,边界尚清晰,内可见粗大钙化;B. CDFI 于其内探及较丰富血流信号

（4）彩色血流特征:肿瘤周边及内部可探及较丰富血流信号。肿块可包绕腹膜后血管。

2. 超声鉴别诊断要点

（1）肾母细胞瘤:形态多呈圆形,肿块内部钙化较神经母细胞瘤少,较少包绕腹膜后血管。当原发肿瘤未侵犯邻近器官时,深吸气时肿块与肾脏的相对运动关系有助于二者的鉴别。

（2）肾上腺皮质癌:二者较难鉴别。肿瘤通常体积较大,可合并囊变坏死、出血、钙化,内部回声多样。

第三节　肾上腺皮质增生

肾上腺皮质增生通常是双侧的,可偶然发生或与其他慢性疾病相关,或继发于其他良恶性肿瘤引起的下丘脑 - 垂体 - 肾上腺轴的分泌变化。其临床表现多样,与增生类型相关,包括无症状、肾上腺功能不全、库欣综合征、原发性醛固酮增多症等。

1. 超声典型声像图特征

（1）发生部位:双侧肾上腺发生常见,单侧少见。

（2）形态:弥漫性增生表现为肾上腺的弥漫、均匀增大,最大厚度可超过 10mm（图 9-3-1）。结节性增生则表现为肾上腺形态不规则,有多个结节,结节间有正常或萎缩的肾上腺组织（图 9-3-2）。

（3）回声特征:与正常肾上腺相似。

（4）彩色血流特征:一般无明显血流信号。

2. 超声鉴别诊断要点

（1）腺瘤:肾上腺结节性增生需与腺瘤相鉴别。腺瘤通常为单侧病变,呈低回声。

（2）膈脚:为正常的解剖结构,有时会被误诊为肾上腺增生。结合临床症状及超声连续扫查有助于鉴别诊断。

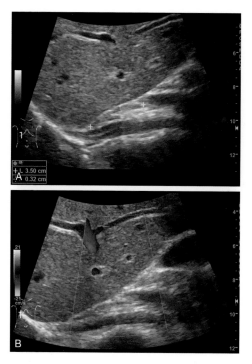

图 9-3-1 肾上腺皮质增生常规超声图像

A. 右侧肾上腺均匀增厚,约 3.2mm;B. CDFI 于
其内未探及血流信号

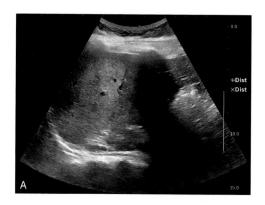

图 9-3-2 肾上腺皮质增生常规超声图像

A. 右侧肾上腺呈结节状膨大

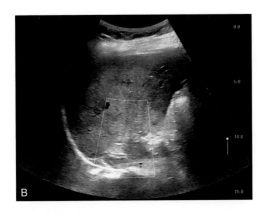

图 9-3-2(续)

B. CDFI 于其内未探及血流信号

第十章 腹 膜 后

第一节 概　　述

一、解剖概要

腹膜后是一解剖间隙，前界是壁腹膜，后界是腰大肌和腰方肌筋膜，上至横膈，下达盆底，两侧是椎筋膜。以肾前筋膜和肾后筋膜为界将腹膜后间隙分为肾旁前间隙、肾周间隙和肾旁后间隙，三个间隙解剖上完整，但存在潜在的交通（图 10-1-1）。

肾旁前间隙是肾前筋膜与后腹膜之间的区域，上至肝脏裸区，下至盆腔腹膜后间隙，侧方为椎筋膜。内含有胰腺、十二指肠、升结肠和降结肠。

肾旁后间隙是肾后筋膜与髂腰筋膜之间的区域，髂腰筋膜覆盖腰大肌和腰方肌。肾旁后间隙内无脏器结构，但被脂肪、交感神经干及神经节、淋巴结及乳糜池充填。

肾周间隙是肾前筋膜与肾后筋膜之间区域，上至横膈，下至骶岬，外侧与侧椎筋膜融合。内含肾脏、输尿管、肾上腺及其周围脂肪囊、腹主动脉、下腔静脉。

值得注意的是，盆腔的病变可通过潜在的交通直接蔓延至腹膜后的三个间隙，直肠、乙状结肠的病变易累及腹膜后间隙。任何一个间隙的病变，尤其是积液、脓液、胰酶的消化作用或肿瘤的侵蚀、破坏筋膜屏障，直接波及其他间隙，经过网

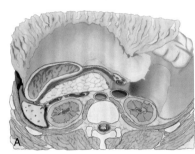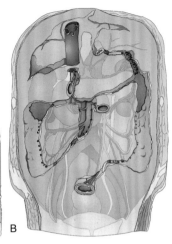

图 10-1-1 腹膜后间隙解剖示意图

A. 水平位;B. 冠状位

膜孔,腹膜后积血、积液、胰腺消化液等进入腹腔(图 10-1-2)。

二、腹膜后超声检查内容

1. 腹膜后三个间隙(肾旁前间隙、肾周间隙和肾旁后间隙)内脏器如肾脏、肾上腺、胰腺的形态、大小、回声,有无占位性病变。

2. 腹膜后三个间隙大血管,主要指腹主动脉及其分支,下腔静脉及其属支和周围回声、形态结构。

3. 腹膜后三个间隙内脂肪、淋巴结、神经干及神经节等。

三、超声仪器调节方法

超声探头:通常采用低频凸阵探头,频率 3.0~5.5MHz。对于小儿、体形较瘦的成人,或者病变部位较浅的患者也可以选用高频线阵探头。

通过调节图像增益、动态范围、时间增益补偿、深度、焦点数量及焦点位置等获得高分辨率、高清晰度同时无伪像的腹膜后间隙的灰阶图像。①脏器回声:胰腺、肾上腺为均匀偏低

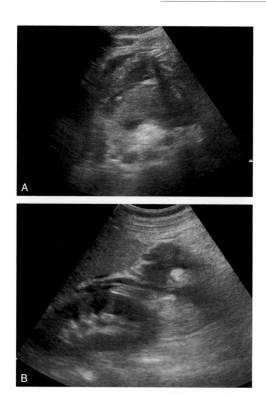

图 10-1-2　急性胰腺炎结肠旁沟积液灰阶超声图像

A. 超声显示胰腺前方小网膜处积液；B. 超声显示结肠旁沟积液

或等回声, 肾脏实质为均匀偏低回声, 肾窦为高回声, 结构清晰。②十二指肠、升结肠和降结肠为含气体结构, 可见规律蠕动, 肠壁无增厚, 管腔无扩张, 肠间隙无异常回声。③腹膜后大血管内为无回声, CDFI 血流充盈良好, 频谱多普勒显示腹主动脉及其分支内为动脉血流频谱, 下腔静脉及其属支内为静脉血流频谱。④腹膜神经节在腹腔干及其分支周围, 呈形态不规则的偏高回声; 正常腹膜后淋巴结可不显示或为小低回声结节, 可见皮髓质界限及淋巴门结构。

四、扫查方法与基本切面

1. 患者体位   检查时可采用仰卧位、左侧卧位、右侧卧位、坐位、半卧位或俯卧位。

2. 扫查步骤   ①以腹膜后脏器为标志观察腹膜后间隙,如胰腺、肾脏、输尿管、肾上腺周围,双侧结肠旁沟处。②以腹膜后大血管为标志,观察腹主动脉及其分支、下腔静脉及其属支周围。③直接观察腹膜后间隙内脂肪组织、淋巴结等。④结合腹膜后间隙潜在交通分析腹膜后病变,如急性胰腺炎时结肠旁沟积液、腹腔积液。

3. 常用基本切面   ①腹主动脉及下腔静脉纵切面和横切面。②肾脏、肾上腺水平的纵切面和横切面。③胰腺水平纵切面和横切面。④双侧结肠旁沟的冠状切面。

4. 图像存储基本要求

(1) 显示肾脏及其周围图像(图 10-1-3)。

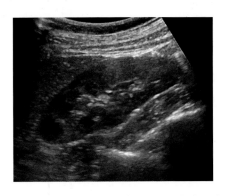

图 10-1-3   肾脏及其周围结构灰阶超声图像

(2) 显示肾上腺及其周围图像(图 10-1-4)。

(3) 显示双侧结肠旁沟图像(图 10-1-5)。

(4) 显示胰腺图像(图 10-1-6)。

(5) 显示腹主动脉及其分支及周围图像(图 10-1-7)。

(6) 显示下腔静脉及其属支周围图像(图 10-1-8)。

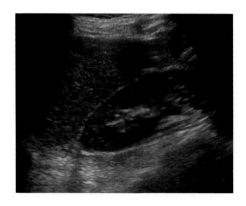

图 10-1-4 肾上腺及其周围组织灰阶超声图像

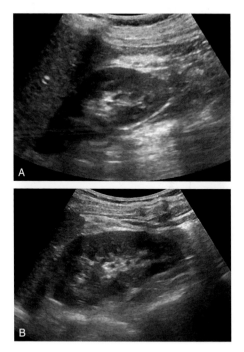

图 10-1-5 双侧结肠旁沟灰阶超声图像

A. 右侧结肠旁沟;B. 左侧结肠旁沟

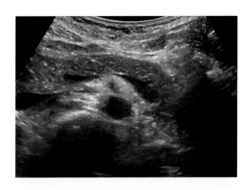

图 10-1-6 胰腺及其周围结构灰阶超声图像

胰腺横切面,胰腺边界清楚,回声均匀,周围未见异常回声

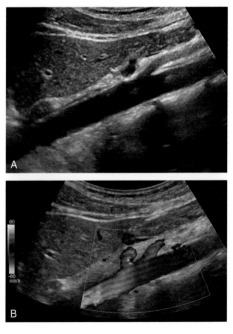

图 10-1-7 腹主动脉常规超声图像

A.腹主动脉纵切面;B.腹主动脉 CDFI 图像

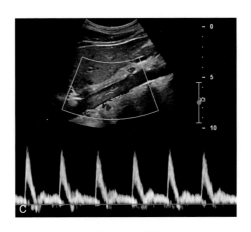

图 10-1-7（续）

C. 腹主动脉频谱多普勒图像

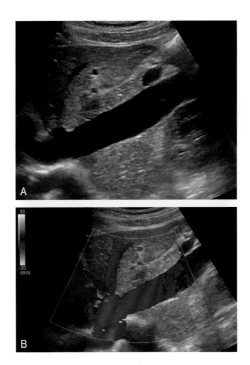

图 10-1-8 下腔静脉常规超声图像

A. 下腔静脉纵切面；B. 下腔静脉 CDFI 图像

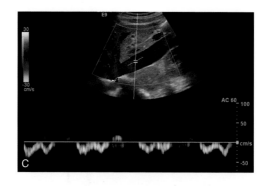

图 10-1-8（续）

C. 下腔静脉频谱多普勒图像

（7）显示腹腔神经节图像（图 10-1-9）。

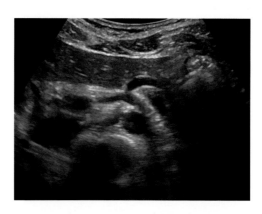

图 10-1-9 腹腔神经节灰阶超声图像

（8）显示腹膜后脂肪组织图像（图 10-1-10）。

五、腹膜后测量

1. **腹膜后实质脏器** 肾脏、输尿管、肾上腺、胰腺测量详见相关章节。

2. **腹膜大血管** 腹主动脉及其分支、下腔静脉及其属支

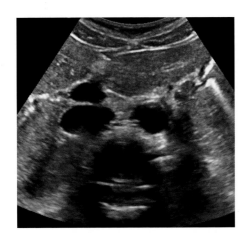

图 10-1-10 腹膜后脂肪组织灰阶超声图像

测量详见相关章节,参考值见表 10-1-1,表 10-1-2。

表 10-1-1 正常成人腹主动脉测量参考值

部位	上段 /mm	下段 /mm
腹主动脉	20~30	13~17

表 10-1-2 正常成人下腔静脉测量参考值

部位	左右径 /mm	前后径 /mm
下腔静脉(肝后段)	20~24	10~13

3. 腹膜后空腔脏器 十二指肠、升结肠和降结肠的测量详见第十一章第一节。

4. 腹膜后淋巴结 超声可以显示肿大的淋巴结,在其最大切面,测量长径、短径,测量增厚的皮质厚度,CDFI 观察血流形态和血流分布,详见腹膜后疾病相关章节。

5. 腹膜后脂肪、交感神经干及神经节等软组织 ①部分腹膜后脂肪瘤无明显边界,仅表现为脂肪层增厚,弥漫性回声减低或不均匀。②腹膜后纤维化是腹膜后的纤维脂肪组织增厚,以腰骶部腹主动脉周围为著,表现为大血管、输尿管等结构周围组织增厚,回声减低或欠均匀,可有周围组织器官的压迫表现,如输尿管扩张、肠梗阻等。③正常情况下,腹腔神经节表现为腹腔干及其分支周围的高回声区。腹膜后交感神经病变,如神经节瘤的超声表现为均匀低回声。

第二节　腹膜后囊性疾病

一、腹膜后积液

腹膜后积液可为包裹性积液,可见于肾盂或输尿管破裂,骨盆骨折及腹膜后脏器损伤,髂腰肌脓肿或直肠、结肠破裂等。

1. 超声典型声像图特征

(1)发生部位:腹膜后的任何部位。冷脓肿多见于肾旁后间隙;急性胰腺炎胰液外渗及对周围组织消化、腐蚀的积液首先出现在肾旁前间隙;肾脏及输尿管破裂所致的尿液外漏,产生单纯性积液首先出现在肾周间隙。由于腹膜后肾旁前间隙、肾旁后间隙和肾周间隙存在潜在交通,随着积液量的增加,各间隙均可出现。

(2)形态:包裹性积液呈一定形状,可为规则或不规则(图10-2-1);游离液体呈弥漫分布。

(3)回声特征:所有积液均表现为无回声,CDFI 显示其内无血流信号,超声造影无造影剂灌注,呈无增强。但内部透声情况各异,单纯积液透声好;积血时内透声好,或欠佳,可见点状回声,血凝块呈高回声;特异性炎症积脓时,积液内多数有回声,部分呈肿块型(图 10-2-2A);急性胰腺炎导致腹膜后液体积聚时,内部回声杂乱,与腹膜甚至肠管分界不清(图 10-2-3);结直肠穿孔所致的腹膜后积液透声差。

(4)彩色血流特征:所有积液内均无血流信号。特异性炎症积脓时,CDFI 显示周边血流信号(图 10-2-2B);急性炎症所致积液或脓肿时,CDFI 显示内部无血流信号,周边可见血流

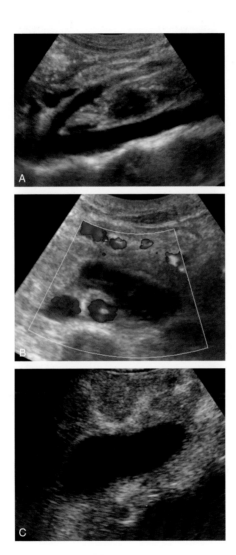

图 10-2-1 腹膜后血肿常规超声图像

A. 灰阶超声显示腹主动脉与肠系膜上动脉之间一囊性肿块,内透声欠佳;B. CDFI 显示肿块内未见血流信号;C. 超声造影显示未见造影剂灌注,呈无增强

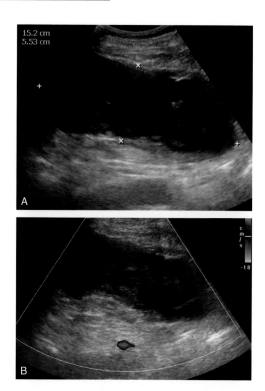

图 10-2-2 腹膜后特异性炎症常规超声图像

A. 灰阶超声显示腹膜后腰大肌旁积脓，积液内透声差（测量游标所示）；B. CDFI 显示肿块内未见血流信号

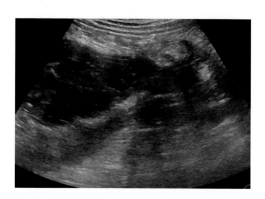

图 10-2-3 急性胰腺炎腹膜后急性液体积聚

急性胰腺炎所致腹膜后液体积聚，与腹膜甚至肠管分界不清

信号,难以明确其边界(图 10-2-4)。腹膜后位置深,CDFI 显示其内无血流信号时,也需要鉴别是否为实体瘤。

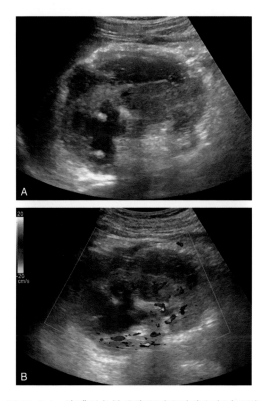

图 10-2-4 腹膜后急性感染所致积液常规超声图像

A. 灰阶超声显示腹膜后急性感染所致积液,呈无回声,内透声性差;B. CDFI 显示内部无血流信号,周边可见血流信号

(5) 超声造影:部分积液透声差,特别是积血、积脓或急性胰腺炎液体积聚时,灰阶超声和 CDFI 难以与实体瘤鉴别,需行超声造影检查。特异性炎症积脓时,超声造影时无造影剂灌注,呈无增强(图 10-2-5);急性胰腺炎所致腹膜后急性液体积聚,与腹膜甚至肠管分界不清,超声造影呈边界清楚的无增强区(图 10-2-6)。

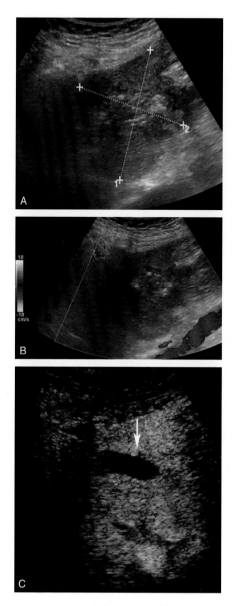

图 10-2-5　肾周结核常规超声图像

A. 灰阶超声显示右肾周不均质回声区,内回声杂乱,呈团块状(测量游标所示);B. CDFI 显示病灶内可见少量血流信号;C. 肾周结核超声造影,箭头所示为无增强区,考虑为结核所致冷脓肿

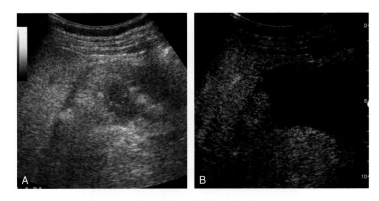

图 10-2-6　急性胰腺炎腹膜后积液常规超声图像

A.灰阶超声显示急性胰腺炎所致腹膜后急性液体积聚,与腹膜甚至肠管分界不清;B.超声造影呈边界清楚的无增强区

2. 超声鉴别诊断要点

(1) 腹膜后淋巴瘤:患者通常有乏力、低热、消瘦的病史,腹膜后可见多发极低回声或几乎呈无回声的结节,相互融合成团,CDFI于治疗的不同时期,血流信号可多、可少(图 10-2-7)。除了腹膜后外,可伴有浅表淋巴结肿大。

(2) 腹膜后假性动脉瘤:腹主动脉或其分支动脉壁损伤所致,可有外伤或腹痛病史。灰阶超声显示动脉旁的囊性包块或囊实性包块,有时于包块内可见云雾状回声,合并血栓时管腔内表现为低回声或等回声;CDFI显示瘤腔内为紊乱的彩色血流信号,与动脉间交通;脉冲多普勒收缩期可在瘤颈处探及"双期双向"的动脉频谱。

(3) 腹膜后淋巴囊肿:①囊性淋巴管瘤,属于先天性疾病,发病年龄轻,无外伤和感染病史,表现为囊壁菲薄的无回声区,可多房或单房,内透声性好。②淋巴囊肿,多有手术史,为手术破坏淋巴管后导致淋巴回流障碍所致,呈包裹性,壁厚,多数内透声性好。难以鉴别时可采用超声引导的穿刺抽液确定性质。

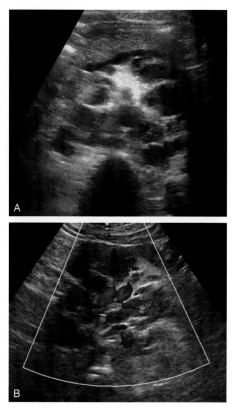

图 10-2-7 腹膜后淋巴瘤常规超声图像

A. 灰阶超声显示腹膜后多发极低回声结节,相互融合成团;B. 腹膜后极低回声结节处 CDFI 血流信号

二、腹膜后囊性淋巴管瘤

腹膜后囊性淋巴管瘤在腹膜后囊性肿瘤中相对常见,与胚胎发育过程中淋巴管残留有关。多无临床症状,部分患者腰部不适。

1. 超声典型声像图特征

(1)发生部位:可以发生于颈部、腹膜后等部位,可发生在腹膜后的肾旁前间隙、肾周间隙和肾旁后间隙,多见于肾旁后间隙。

(2) 形态:多数病变形态规则,以圆形或扁圆形多见,边界清楚,多数发现时体积较大。

(3) 回声特征:最常见的为无回声结构,壁薄,边缘整齐、锐利,内部透声性好。无回声区内可见分隔,使之呈多房样改变。囊内可见密集点状回声,部分可见囊壁钙化强回声。

(4) 彩色血流特征:无回声区内无血流信号,囊壁处可见少许点状血流信号。

2. 超声鉴别诊断要点

(1) 腹膜后淋巴囊肿:多有手术史,盆腔手术多见,呈圆形或椭圆形,壁厚,内呈无回声,透声好。

(2) 腹膜后恶性淋巴瘤:常有乏力、低热、消瘦的病史,腹膜后可见多发极低回声或几乎呈无回声的结节,相互融合成团,CDFI 多显示病变内有血流信号。

(3) 腹膜后脓肿:冷脓肿时感染症状不明显,但常有腰痛、腹痛;非特异性感染者,多有体温升高、白细胞升高等感染症状和体征。超声表现为囊性结构,多数内透声差,可见点状或絮状回声,CDFI 显示病灶周边血流信号丰富。超声引导下穿刺抽液有利于鉴别诊断和治疗。超声造影对于内部透声差,伴感染者,超声造影显示其内无造影剂灌注,呈无增强区。

三、腹膜后囊性畸胎瘤

囊性畸胎瘤是腹膜后常见的囊性病变,恶性畸胎瘤多为囊实性或实性,良性畸胎瘤为囊性病灶。由于内部成分多、复杂,超声呈多样性表现。

1. 超声典型声像图特征

(1) 发生部位:可以发生于腹膜后、卵巢、纵隔、头颈部等。

(2) 形态:多数病灶形态规则,以圆形或扁圆形多见,边界清楚。

(3) 回声特征:囊性肿块,外形规则,光滑,囊壁稍厚,厚度

>2mm,囊壁呈稍高回声或等回声,内壁可见小乳头样结构凸向囊腔。囊内为无回声,内可见分隔,呈分房状。内部回声不均匀,多见脂质分层结构;可见牙齿或骨骼强回声,后伴声影;可见毛发呈短线状高回声,无声影,可呈团状。

(4)彩色血流特征:囊内无回声区、脂质分层处无血流信号,囊壁处可见少许点状血流信号;牙齿、骨骼或毛发处可见"快闪伪像"(图 10-2-8)。

2. 超声鉴别诊断要点

(1)腹膜后棘球蚴性囊肿:多有疫区接触史。超声显示腹膜后囊性结构,壁厚,内有子囊样结构或膜状回声,典型者可有囊砂和头节回声。

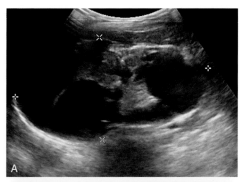
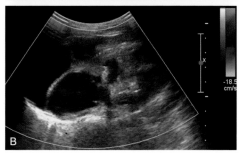

图 10-2-8　腹膜后畸胎瘤

A. 灰阶超声显示腹部后囊性肿块,外形规则,囊壁较厚,呈稍高回声,囊内可见分隔,呈分房状,内部回声不均匀;B. CDFI 显示瘤体内无血流信号

（2）腹膜后淋巴囊肿：呈圆形或椭圆形，壁较厚，内呈无回声，透声好，多有局部手术史。

（3）腹膜后囊性淋巴管瘤：与胚胎发育过程中淋巴管残留有关。发病年龄小，多数无症状就诊。超声表现为薄壁无回声结构，内部透声良好。多见分隔呈多房样。

（4）腹膜后脓肿：冷脓肿时感染症状不明显，但常有腰痛、腹痛等症状；非特异性感染者，多有体温升高、白细胞升高等感染症状和体征。超声表现为囊性结构，多数内透声差，可见点状或絮状回声，CDFI 显示病灶周边血流信号丰富。超声引导下穿刺抽液有利于鉴别诊断和治疗。

四、腹膜后棘球蚴性囊肿

棘球蚴性囊肿发生在腹膜后较少见，可伴有其他部位的棘球蚴性囊肿。患者可能生活在疫区，或有疫区接触史。囊肿内可有子囊、头节和囊砂等结构。临床以压迫症状为主，可有消瘦或过敏等。卡松尼（Casoni）实验阳性。

1. 超声典型声像图特征

（1）发生部位：可以发生于肝脏、肺、脑、腹膜后等部位，腹膜后相对少见。

（2）形态：多呈圆形或椭圆形，边界清楚。

（3）回声特征：腹膜后圆形或椭圆形的囊性结构，壁较厚或呈双层壁，部分呈单纯囊肿型，内透声性好；部分囊内回声多、杂乱，可有子囊样结构或膜状回声，典型者可有囊砂和头节回声，囊砂呈点状强回声或漂浮或沉积。

（4）彩色血流特征：囊内均无血流信号，囊壁处可见少许点状血流信号。

2. 超声鉴别诊断要点

（1）腹膜后脓肿：冷脓肿时感染症状不明显，但常有腰痛、腹痛等症状；非特异性感染者，多有体温升高、白细胞升高等感染症状和体征。超声表现为囊性结构，多数内透声差，可见点状或絮状回声，CDFI 显示病灶周边血流信号丰富。超声引导下穿刺抽液有利于鉴别诊断和治疗。

（2）腹膜后淋巴囊肿：呈圆形或椭圆形，壁较厚，内呈无回声，透声好，多有局部手术史。

（3）腹膜后囊性淋巴管瘤：与胚胎发育过程中淋巴管残留有关。发病年龄小，多数无症状就诊。超声表现为薄壁无回声结构，内部透声良好。多见分隔呈多房样。

第三节　腹膜后原发性实性肿瘤

腹膜后原发性实性肿瘤包括间叶组织起源、神经组织起源、生殖细胞起源、淋巴造血系统起源及其他肿瘤，以间叶性肿瘤最为常见，且多数为恶性肿瘤。一般无临床症状，主要表现为腹部包块、腹痛和压迫症状。

一、间叶组织起源的肿瘤

（一）脂肪肉瘤

脂肪肉瘤在腹膜后肿瘤中发病率较高，多发生于老年患者，主要来自肾周脂肪组织，常有出血坏死及黏液样变。其超声典型声像图特征为：

（1）形态：不规则或呈分叶状，大多可有包膜回声，境界较清晰，当肿瘤无完整包膜或浸润邻近组织时，境界不甚清晰，加压推挤时形态不变。

（2）回声特征：多不均匀，多为弱回声或中等强度回声，因变性、出血可出现相应的不规则低回声或无回声区，因黏液样变可见点状、条状或斑片状较强回声，但后方回声无明显衰减（图 10-3-1）。

（3）彩色血流特征：肿瘤内部或见点状血流信号，肿瘤周边可出现较丰富的血流信号。

（4）其他表现：肿瘤较大可推挤周围脏器或肠管，腹部大血管可有受压、绕道、被包绕、移位等现象。

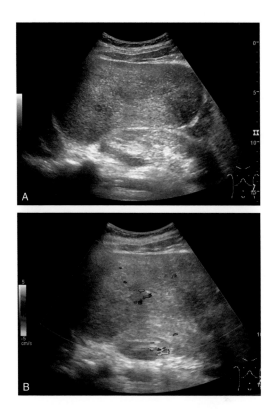

图 10-3-1 脂肪肉瘤常规超声图像

A.腹膜后中等回声肿物边界尚清楚,形态尚规则;

B.CDFI肿物内见点条状血流信号

(二) 脂肪瘤

腹膜后脂肪瘤是罕见的良性肿瘤,是腹膜后间隙局限性脂肪组织增生所致(不包括发生在肾脏、肾上腺、胰腺等实质性脏器的脂肪瘤)。其超声典型声像图特征为:

(1) 形态:类圆形、分叶状或不规则形。

(2) 回声特征:内部回声一般稍强,较均匀,有时可见细线状回声、后方回声可稍增强,与脂肪肉瘤难以鉴别。

(3) 彩色血流特征:内部无或有稀少的血流信号。

(三) 纤维肉瘤

腹膜后纤维肉瘤是腹膜后最少见的肿瘤之一。其超声典型声像图特征为:腹膜后可见椭圆形的低回声肿块,内部回声欠均匀,有完整包膜(图 10-3-2)。

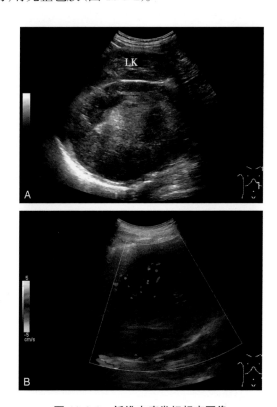

图 10-3-2 纤维肉瘤常规超声图像

A. 腹膜后低回声肿物呈椭圆形,边界清楚,内回声不均;

B. CDFI 肿物内见点条状血流信号。LK:左肾

(四) 纤维瘤

纤维瘤是来源于纤维组织的良性肿瘤,生长缓慢、发病部位较广,根据所含纤维成分分为硬性纤维瘤和软性纤维瘤。其超声典型声像图特征为:

(1) 形态与回声特征:大多为低回声、形态规则或不规则,

内部回声尚均匀。

(2) 彩色血流特征:低回声内部常见条状彩色信号。

(五) 平滑肌肉瘤

平滑肌肉瘤是来源于平滑肌细胞或向平滑肌细胞分化的间叶细胞的一种恶性肿瘤,发生部位多见于子宫及胃肠,偶可见于腹膜后、肠系膜、大网膜及皮下软组织。其超声典型声像图特征为:

(1) 形态与回声特征:大多为低回声,呈圆形或不规则,回声不均(图 10-3-3)。

(2) 彩色血流特征:低回声内部常见点条状彩色信号。

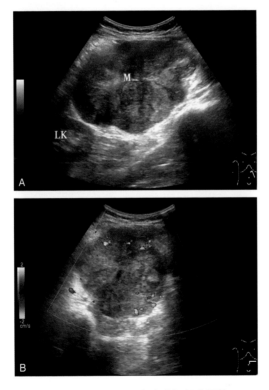

图 10-3-3 平滑肌肉瘤常规超声图像

A. 腹膜后低回声肿物(M),边界清楚,内回声欠均匀;B. CDFI 肿物内见较丰富条状血流信号。LK:左肾

(六)胚胎型横纹肌肉瘤

横纹肌肉瘤分为胚胎性、葡萄状、腺泡型和多形型等。其超声典型声像图特征为:

(1)形态与回声特征:肿瘤为形态不规则的实质性非均质肿块,上部可为形态不规则的无回声区,下部可为实质性非均质性回声区,其内为点状强回声与低回声交错排列的特点。

(2)彩色血流特征:肿瘤内星点状彩色血流信号,肿块周边血流丰富,呈高速低阻血流。

(七)恶性间叶瘤

恶性间叶瘤可由各种间质按任何比例混合,而混合的方式可紧密交织、均衡镶嵌或以小片灶、大片灶不规则混杂。其超声典型声像图特征为:

(1)形态与回声特征:一般分叶状的实质性非均质性肿块,内部以点状强回声和斑块状强回声为主,辅以低回声背衬,边界模糊不清。

(2)彩色血流特征:其内有少量彩色血流信号。

二、神经组织起源的肿瘤

(一)神经鞘瘤

起源于神经组织的施万细胞,病因不明。通常为孤立性、表面光滑、生长缓慢的肿块,常无症状。其超声典型声像图特征为:

(1)形态:多呈圆形、椭圆形。

(2)回声特征:内部回声均匀,多有完整包膜;当肿瘤生长较大时,内部易出血坏死,即超声显示肿瘤内出现无回声区(图10-3-4)。

(3)彩色血流特征:肿瘤内部多无血流信号或仅见稀疏点状血流信号,但肿瘤巨大时可出现受压的血管。

(二)恶性神经鞘瘤

恶性神经鞘瘤又称神经纤维肉瘤,来源于周围神经的低分化梭形细胞。肢体躯干为其好发部位,其次为深部组织、腹

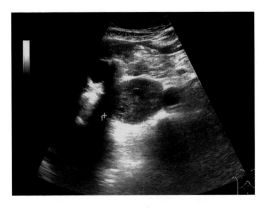

图 10-3-4 神经鞘瘤常规超声图像

腹膜后低回声肿物椭圆形,边界清楚,内见小无回
声区

膜后及纵隔等。其超声典型声像图特征为:腹膜后可见类圆
形实质性非均质肿块,包膜完整,内可见点状强回声,内部可
有无回声区,肿块似有包膜。

(三) 神经母细胞瘤

多见于幼儿,腹膜后发病率仅次于发生于肾上腺者,几乎
总位于肾旁。其超声典型声像图特征为:

(1) 形态与回声特征:分叶状实质性、非均质肿块,其内一
般以低回声为主,间有点状及斑块状强回声,部分区域有不规
则的无回声,边界模糊。

(2) 彩色血流特征:内部可见散在彩色血流信号,周边可
见丰富彩色血流绕行。

(四) 神经节瘤

神经节瘤又称神经节细胞瘤。起源于周围交感神经节的
罕见良性神经源性肿瘤,腹膜后及纵隔是较常见的好发部位。
其超声典型声像图特征为:

(1) 形态与回声特征:低回声圆形肿块,其内可见分布尚
均匀的点状强回声,有完整包膜。

(2) 彩色血流特征:其内可有稀疏彩色血流信号。

（3）其他表现：肿块对周围脏器及血管常有推挤。

（五）副神经节瘤

副神经节瘤与交感神经同源并伴行，根据是否有分泌儿茶酚胺功能分为异位嗜铬细胞瘤和化学感受器瘤。其超声典型声像图特征为：

（1）形态与回声特征：类圆形的非均质性的低回声团块，内部可见点状强回声。若有玻璃样变时，相应区域可见无回声区，有完整包膜（图10-3-5）。

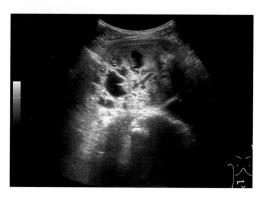

图10-3-5　副神经节瘤常规超声图像

腹膜后低回声肿物椭圆形，边界清楚，内见多个无回声区及点状强回声

（2）彩色血流特征：其内及周边彩色血流信号比较丰富。

三、生殖细胞起源的肿瘤

（一）良性畸胎瘤

畸胎瘤来源于有多向分化潜能的生殖细胞肿瘤，大多由多个胚层组织组成。常发生在女性卵巢，较少发生于腹膜后。其超声典型声像图特征为：

（1）形态与回声特征：可有多种形态，如脂液分层征（瘤腔内的脂肪层与其他液体有明显的水平界线）、面团征（腔内有团块状中或高回声）、"瀑布"或"挂面"征（腔内头发呈散条状回声)及杂乱无章征(内部回声多种多样,有可移动的毛发、牙齿、骨骼及软组织团块等存在于腔内液体中)。

(2) 彩色血流特征:大多数良性畸胎瘤内部无明显血流信号,少数实质部分可探及稀疏血流信号。

(二) 恶性畸胎瘤

由三个胚层中的一种或多种分化不良的胚胎组织所构成的恶性肿瘤,肿瘤一般较大。其超声典型声像图特征为:

(1) 形态与回声特征:较大类圆形实质性非均质性肿块,有包膜,内部以点状或片状强回声为主,部分区域为低回声和无回声区,常有周围组织受压。

(2) 彩色血流特征:肿瘤内彩色血流信号丰富。

四、腹膜后恶性淋巴瘤

腹膜后恶性淋巴瘤属于淋巴瘤的一种,早期多无明显症状,随疾病进展,可出现腹部不适、疼痛等症状。

1. 超声典型声像图特征

(1) 好发部位:分布较广泛,多发生于腹膜后肠系膜根部及腹主动脉周围。

(2) 形态:圆形或类圆形,边界清晰。

(3) 大小及数量:典型的恶性淋巴瘤的淋巴结肿大明显,最大径可达 4cm 以上;数量较多,多个淋巴结可有融合。

(4) 回声:多为低回声,甚至呈囊肿样;内部回声均匀,后方回声增强。

(5) 血流信号:典型血流改变为淋巴结内血流信号丰富,红、蓝色血流信号充满整个淋巴结(图 10-3-6);动脉血流速度加快,阻力指数正常或偏高。

(6) 其他表现:淋巴瘤患者常伴颈部及腋窝淋巴结肿大,晚期患者肝脾常受累。

2. 超声鉴别诊断要点

(1) 恶性肿瘤淋巴结转移:淋巴结为类圆形或不规则,可相互融合,内部回声因原发癌不同而异,大多数呈不均匀低回

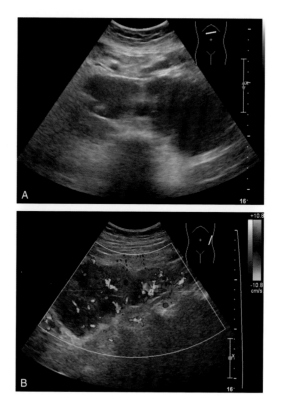

图 10-3-6　腹膜后淋巴瘤常规超声图像

A. 所示恶性淋巴瘤呈低回声,包绕腹主动脉,内部回声均匀,淋巴结肿大明显,多个淋巴结融合;

B. 所示 CDFI 淋巴结内血流信号丰富,红、蓝色血流信号充满整个淋巴结

声或等回声,可有点状钙化或液化,腹部或胸部可见原发肿瘤或转移灶,可见腹水或胸水。

(2) 淋巴结结核:淋巴结结核内常有钙化,可伴腰大肌受累,且淋巴结结核较少融合成团块状。此外,可询问结核病病史。

(3) 炎性淋巴结肿大及淋巴结反应性增生:常有清晰的淋巴门回声,实质多为均匀的低回声,淋巴结之间无融合。

(4) 腹膜后纤维化:常表现为包绕腹主动脉、下腔静脉的条索状、包块状、弥漫性低回声或中等回声,回声较均匀,病变范围较广泛,可使输尿管受累导致肾积水,病变CDFI未见明显血流信号。

五、韧带样纤维瘤病

起源于纤维母细胞/肌纤维母细胞,是一种罕见纤维增生,具有局部浸润性生长的特点,可分为腹内型、腹壁型和腹部外型。

1. 超声典型声像图特征

(1)形态:肿瘤形态规则或不规则,边界清晰或不清晰,可见侵及周围骨骼肌或骨质,或包绕血管、神经或肌腱等周围组织。

(2)彩色血流特征:可见内部稀疏或丰富的血流信号。

2. 超声鉴别诊断要点

(1)腹腔内肿块:腹腔肿块前壁距前腹壁较近,肠腔位于肿块后方或两侧,可随呼吸、肠蠕动、手推动和体位变化而有一定活动度。

(2)肝右后叶或左外叶肿瘤与肝脏后方腹膜后间隙肿块的鉴别:可从多方位观测,肋下斜切可见肿瘤与肝脏有明显界限,呼吸时肝脏在肿瘤表面上下移动,肝静脉和下腔静脉向前、向内移位,而肝内占位无此征象。

(3)脾肿瘤与腹膜后肿瘤的鉴别:腹膜后间隙肿瘤常位于脾肾之间使脾肾分离,肿瘤位于脾脏后下方,可使脾脏向内上或外上方推移,而脾肿瘤位于脾实质内,可显示脾大、脾门增宽。

(4)胰腺肿瘤与胰腺外腹膜后肿瘤的鉴别:前者胰腺可增大、形态不规则,胰腺实质内有低回声肿块,常伴胆总管扩张、胰管扩张,脾静脉、下腔静脉、肠系膜上动静脉可向后移位。而后者常将胰腺向上推移或挤向一侧,使胰腺与脊柱之间的距离增大,胰腺大小、形态及内部回声正常。

(5)肾肿瘤与肾外腹膜后肿瘤的鉴别:前者位于肾实质

内,呼吸时肿瘤与肾脏同步上下移动,肾脏体积可增大、外形失常,肾内结构破坏;而后者可将肾脏挤压推向腹侧、盆腔或外侧,呼吸时肿瘤与肾脏不同步,肾脏形态、结构正常,二者之间有分界。

第四节　腹膜后淋巴结肿大

一、恶性肿瘤淋巴结转移

癌细胞从原发癌经淋巴系统转移到其他组织器官,原发癌相应的引流区域的淋巴结是癌细胞转移的常见部位,从单发到多发,并且向远处淋巴结扩散;恶性肿瘤可发生腹膜后淋巴结转移。

1. 超声典型声像图特征

(1) 好发部位:淋巴结肿大的发病部位,发展规律与原发灶密切相关。转移首先在距离原发肿瘤最近的部位,从单发到多发,并且向远处淋巴结扩散。

(2) 形态:类圆形或不规则,被膜光滑或局部隆起,边界清晰或不清晰,淋巴结之间可融合。

(3) 大小及数量:淋巴结不同程度肿大,可有单个或数个转移淋巴结,转移的淋巴结可融合成团,融合的淋巴结之间多无分界。

(4) 回声:髓质偏心变形或消失,皮质弥漫性增厚或局限性增厚,内部回声因原发癌不同而异,大多数呈不均匀低回声或等回声,可有点状钙化或液化。后方回声多无增强(图10-4-1)。

(5) 彩色血流特征:多血供或少血供,结内血管失去正常形态,也可为无血供、周边血供,频谱多普勒多显示高速高阻型血流。

(6) 其他表现:腹部或胸部可见原发肿瘤或转移灶,可见腹水或胸水。

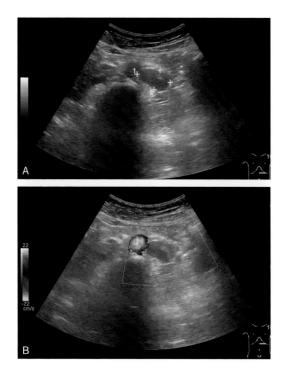

图 10-4-1 腹膜后淋巴结转移常规超声图像

A. 卵巢癌腹膜后淋巴结转移,淋巴结肿大至 2.8cm×
1.7cm,髓质结构消失;B. CDFI 淋巴结内无血流信号
(显示红色血流信号者为腹主动脉)

2. 超声鉴别诊断要点

(1)恶性淋巴瘤:多发生于腹膜后肠系膜根部及腹主动脉
周围,淋巴结呈圆形或类圆形,可相互融合,内部回声均匀,内
血流信号丰富。可伴颈部及腋窝淋巴结肿大。

(2)淋巴结结核:淋巴结结核内常有钙化,可伴腰大肌受
累,且淋巴结结核较少融合成团块状。此外,可询问患者原发
肿瘤病史或结核病史加以鉴别。

二、淋巴结结核

淋巴结结核分原发性和继发性,腹膜后并非是淋巴结结

核的好发部位,淋巴结结核以颈部最常见,大多数继发于扁桃体、肺或支气管。

1. 超声典型声像图特征

(1) 好发部位:腹膜后淋巴结结核多位于腹主动脉、胰腺周围和肠系膜根部。

(2) 形态:淋巴结轻、中度肿大,多呈椭圆形,常融合成串珠状。包膜完整,也可不清楚。

(3) 大小及数量:受累的肿大淋巴结常为多发性,分布较为集中,大小不等。

(4) 回声:淋巴结结核各自回声有较大差异,一般皮质回声不均匀,以低回声为主,或可见到钙化灶,髓质偏心、变形或不清;脓肿形成时,出现不规则液性暗区,含细点状或絮状回声,可漂动;脓肿破溃,淋巴结与周围组织分界不清,可见含细点状或絮状回声的液性区;纤维化则使回声增强;钙化呈强回声并且伴有声影。

(5) 血流信号:急性期血流杂乱,慢性期血流稀少。若形成干酪样坏死、脓肿,则无血流信号。

(6) 其他表现:有时伴有周围脏器(如胰腺、脾脏、腰大肌)等结核感染。

2. 超声鉴别诊断要点 炎性淋巴结肿及淋巴结反应性增生常有清晰的淋巴结门回声,实质多为均匀的低回声;淋巴结结核各自回声有较大差异,一般皮质回声不均匀,以低回声为主,或可见到钙化灶,髓质偏心、变形或不清。

三、良性淋巴结肿大

良性淋巴结肿大多见于炎性淋巴结肿及淋巴结反应性增生。可出现局部或全身性浅表淋巴结肿大,而无红肿、压痛等临床症状。

1. 超声典型声像图特征

(1) 形态:淋巴结不同程度肿大,多呈圆形或椭圆形,长径厚径之比 >2,被膜光滑,边界清楚,淋巴结之间无融合。

(2) 回声:常有清晰的淋巴结门回声,实质多为均匀的低回声。

(3) 血流信号:淋巴结炎时,淋巴结内血流信号明显或轻度增多,沿门部呈放射状、树枝状分布,动脉血流为低阻型频谱。淋巴结反应性增生时,淋巴结内血流信号轻度增多,呈点状或树枝状分布,动脉血流为低阻型频谱。

(4) 其他表现:淋巴结炎脓肿形成时淋巴门消失,结内可见含细点状回声的液性暗区,加压可见漂动,病变严重时可突破被膜。

2. 超声鉴别诊断要点

(1) 恶性肿瘤淋巴结转移:淋巴结为类圆形或不规则,可相互融合,内部回声因原发癌不同而异,大多数呈不均匀低回声或等回声,可有点状钙化或液化,腹部或胸部可见原发肿瘤或转移灶,可见腹水或胸水。

(2) 恶性淋巴瘤:多发生于腹膜后肠系膜根部及腹主动脉周围,淋巴结呈圆形或类圆形,可相互融合,内部回声均匀,内血流信号丰富。可伴颈部及腋窝淋巴结肿大。

(3) 淋巴结结核:内常有钙化,可伴腰大肌受累,且淋巴结结核较少融合成团块状。此外,可询问患者原发肿瘤病史或结核病史加以鉴别。

第十一章　胃肠道系统

第一节　概　　述

一、解剖概要

胃肠道系统包括胃、小肠（十二指肠、空肠、回肠）及大肠（盲肠、阑尾、结肠、直肠）。

1. 胃　一般正常成人胃的容积为 1 000~3 000ml。通常将胃分成贲门部、胃底部、胃体部和幽门部（也称胃窦部）。胃壁自外向内由浆膜层、固有肌层、黏膜下层、黏膜肌层和黏膜层组成，固有肌层由外向内分为纵层、环层、斜肌层三层。

2. 小肠

（1）十二指肠：十二指肠全长 25~30cm，大部分在腹膜后间隙，分为球部、降部、水平部和升部。

（2）空肠、回肠：空肠和回肠借肠系膜连于腹后壁，属腹膜内位器官。通常认为上 2/5 为空肠，下 3/5 为回肠。

3. 大肠

（1）盲肠：盲肠是大肠的起始部，内侧与回肠末端相连，并以回盲口平面为界上续为升结肠，通常位于右髂窝内。小儿盲肠位置一般均较成人高。盲肠通常为腹膜内位器官。在盲肠口处，回肠壁向盲肠腔内突起，形成上、下两个水平位唇状瓣膜，称回盲瓣。

（2）阑尾：阑尾为一条形似蚯蚓的细小盲管，开口于盲肠，其长度变化较大,以 5.0~9.0cm 多见。成人阑尾的管径较小,直径 3~6mm,阑尾属腹膜内位器官,内含血管、神经和淋巴。阑尾开口于盲肠,开口处位于回盲口后下方约 2.5cm。阑尾血供单一,系膜短小,容易造成缺血。阑尾根部的位置较为固定,其体表投影点位于右髂前上棘至脐连线的中、外 1/3 交点处,也称麦克伯尼点(McBurney 点)。阑尾尖的位置变化多端,根据其位置和指向,可将阑尾分为:回肠前位、盆位、盲肠后位、回肠后位、盲肠下位、盲肠外位。

(3) 结肠:结肠介于盲肠和直肠之间,从近向远依次分为升结肠、横结肠、降结肠和乙状结肠 4 部。

(4) 直肠:直肠全长 12~15cm,位于盆腔后部,骶骨和尾骨前方。直肠下段管腔明显膨大,称直肠壶腹。

二、超声检查内容

(1) 胃肠形态、位置,胃肠壁厚度,结构层次。

(2) 胃肠道腔内有无结石、异物、内容物淤积。

(3) 胃肠道管腔充盈、内容物通过、管壁蠕动功能情况等。

(4) 胃肠道病变检出及鉴别诊断,胃肠道肿块形态、位置、数目、大小、内部回声、血供、与周围器官的毗邻关系,周围有无肿大淋巴结。

(5) 胃肠周边组织和肠系膜淋巴结的检查。

(6) 床旁超声测量胃窦横截面积评估胃内容物和容量及预测肠内营养耐受性。

三、超声仪器调节方法

采用常规二维超声诊断仪,新生儿及婴儿频率 5~7MHz,幼儿及年长儿频率 3.5~5MHz,术中一般选用 5~12MHz,内镜超声选用范围多为 7.5~20MHz,超声引导下穿刺选用 3.5~4MHz。

仪器调节:将探头模式调至胃肠道条件,使胃肠形态,胃肠壁结构层次显示清晰。聚焦设置于目标区域。

四、扫查方法与基本切面

1. 受检者准备　受检者禁食 8h 以上,禁饮 4h 以上,行胃超声检查时准备 500~600ml 胃肠超声造影剂或温水作为对比剂。一般安排在每天上午空腹状态下进行,检查前一日晚餐应进清淡饮食。对婴幼儿及不配合者在检查前可使用适量的镇静剂,小儿也可在哺乳或睡眠时检查。一般将胃超声检查安排在胃镜和 X 线钡餐检查之前。肠道检查前应排空大便,或灌肠后再检查。

2. 受检者体位　常用仰卧位、右侧卧位。还可采用坐位、左侧卧位或胸膝卧位。

3. 扫查步骤

(1) 胃:胃标准超声切面常规在上腹部沿胃的体表投影位置行纵、横、斜向扫查以获取胃各部完整的超声切面。

1) 贲门部检查:沿左季肋下靠近剑突,向左后方旋转扫查,可获得过横膈食道裂孔的食道、贲门长轴图像,持探头旋转 90° 方向,在剑突下扫查即可获得食道及贲门的短轴图像。

2) 胃底检查:将探头斜置于左季肋部,使探头向左后上方倾斜 45° 以上,侧动扫查即可获得完整的胃底断面图像。

3) 胃体检查:将探头置于左上腹沿充盈的胃超声图像轨迹,做平行扫查可显示胃体长轴图像。垂直长轴的扫查,可获得胃体短轴图像。

4) 胃角检查:将探头横置于左上腹,在脐周上下 3~5cm 处连续横扫,即可获得呈 "∞" 声像图(双环结构),双环连接处即胃角横断面。

5) 胃窦检查:将探头纵向斜置于右上腹进行不同倾斜度的侧动扫查,即可获得胃窦长轴图像;原区域垂直长轴的扫查,即可获得胃窦短轴图像。

6) 胃冠状斜切面:探头置于左侧腹或下腹部,探头平面尽可能平行人体冠状面进行连续扫查,可显示清晰的胃冠状斜切面。该切面有利于观察胃小弯和胃角部小病灶。

（2）肠道：①小肠检查：将探头置于右上腹做纵断或斜断扫查，在胆囊的深侧或左面可显示十二指肠球部。在上腹部胰腺水平做横断扫查，可显示十二指肠降部。沿肠系膜上静脉长轴扫查，在下腔静脉与肠系膜上静脉之间，可显示十二指肠水平部短轴图。空肠、回肠分布范围广，超声检查无特殊标准断面。检查可从脐部开始，向左上为空肠，向下腹和右下腹为回肠。②大肠检查：超声检查大肠宜从回盲部开始循升结肠、横结肠、降结肠、乙状结肠、直肠等解剖部位顺序进行。在右肋缘下扫查，在肝、肾间隙可显示结肠肝曲的回声。在左肋缘下扫查，在脾、肾间隙可获得结肠脾曲的图像。

4. 常用切面　①食管下段及贲门部切面；②胃底部切面；③胃体部切面；④胃角切面；⑤胃窦部切面；⑥胃冠状斜切面；⑦十二指肠切面。

5. 图像存储基本要求

（1）贲门长轴及短轴切面（图 11-1-1，图 11-1-2）。

（2）胃底胃体充盈时长轴与胃体短轴切面（图 11-1-3，图 11-1-4，图 11-1-5）。

（3）胃窦充盈时长轴与短轴切面（图 11-1-6，图 11-1-7）。

（4）幽门管长轴及十二指肠球部充盈时十二指肠球部最大切面（图 11-1-8，图 11-1-9）。

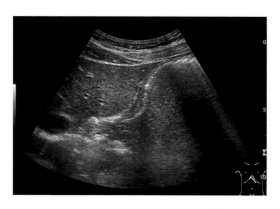

图 11-1-1　贲门长轴灰阶超声图像

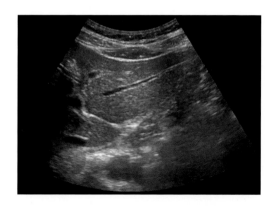

图 11-1-2　贲门短轴灰阶超声图像

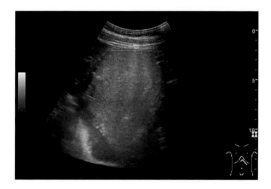

图 11-1-3　胃底长轴灰阶超声图像

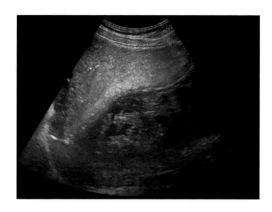

图 11-1-4　胃体长轴灰阶超声图像

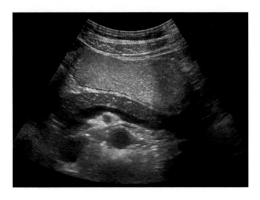

图 11-1-5 胃体短轴灰阶超声图像

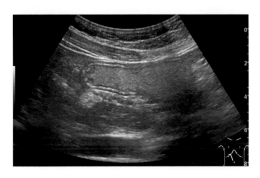

图 11-1-6 胃窦长轴灰阶超声图像

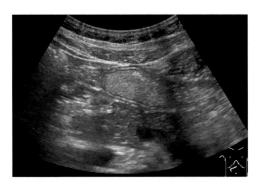

图 11-1-7 胃窦短轴灰阶超声图像

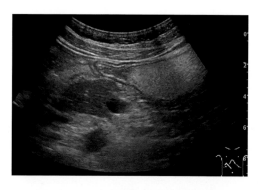

图 11-1-8 幽门管长轴灰阶超声图像

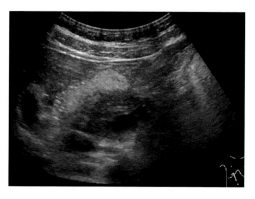

图 11-1-9 十二指肠球部最大切面灰阶超声图像

（5）充盈时病灶最大纵、横切面（垂直胃壁）。

（6）充盈时病灶加压前、后切面。

（7）具有与其他疾病鉴别诊断意义的切面。

五、胃肠道系统测量

（一）胃

1. 贲门管径

（1）测量切面：贲门管长轴切面。

（2）测量部位及方法：贲门长轴切面测量管腔内径。

2. 胃壁厚度

(1) 测量切面:胃底或胃体切面。

(2) 测量部位及方法:胃适度充盈条件下(500~600ml 造影剂)于胃体或胃底部前壁,测量自黏膜层至浆膜层之间的距离,选择与声束垂直处测量最大厚度。

3. 幽门管径

(1) 测量切面:幽门管长轴切面。

(2) 测量部位及方法:幽门管开放时长轴切面测量管腔内径。

4. 胃窦横截面积

(1) 测量切面:胃窦短轴切面。

(2) 测量部位及方法:探头位于上腹正中剑突下,朝向头侧。以肠系膜上静脉、腹主动脉以及肝左叶为标志。

$$舒张期胃窦横截面积 =(冠状面上直径 \times$$
$$矢状面上直径 \times \pi)/4$$

5. 正常胃测量参考值 贲门管内径长轴切面贲门管充盈时,一般为 0.5~1.2cm,不大于 1.5cm。胃腔充盈 400~600ml 造影剂时,胃体壁厚度为 0.3~0.5cm;胃窦壁厚度为 0.4~0.6cm;黏膜皱襞厚度为 0.3~0.5cm,一般不大于 0.6cm。幽门管开放时内径为 0.5~0.6cm,最大可 >1.0cm。胃窦横截面积 <7.0cm^2。

(二)肠道

1. 肠壁厚度

(1) 测量切面:肠管短轴切面。

(2) 测量部位及方法:肠管短轴切面,测量肠壁浆膜层和黏膜层回声之间的距离,选择与声束垂直处测量最大厚度。

2. 肠腔内径

(1) 测量切面:肠管短轴切面。

(2) 测量部位及方法:肠管短轴切面,探头未加压条件下测量肠壁黏膜层与对侧黏膜层之间的内径。

3. 十二指肠球部面积

(1) 十二指肠球部长轴切面。

（2）测量部位及方法：在十二指肠球充盈最大处停帧测量其面积。把球部近幽门端的最长短轴径线定为底边，底边与球部顶端垂直的径线为高，按照公式"面积＝底 × 高 /2"计算十二指肠球部面积。

4. 正常肠道测量参考值　十二指肠球面积通常为 3~5cm²。肠腔充盈时肠壁厚度为 3~4mm，肠腔内径通常 <3cm。

第二节　胃弥漫性病变

一、急性胃炎

急性胃炎指由不同原因引起的胃黏膜急性炎症和损伤。临床分为急性单纯性胃炎、急性糜烂性胃炎、急性化脓性胃炎、急性腐蚀性胃炎四大类。

1. 超声典型声像图特征

（1）发生部位：多见于胃窦部。

（2）形态：胃壁弥漫性均匀对称性增厚、肿胀，回声减低，厚度为 8~15mm，厚度平均 10mm，黏膜皱襞水肿（图 11-2-1）。增厚的胃壁层次清晰，五层结构可辨认，以黏膜层和肌层增厚为主，类似蜂窝状改变，黏膜下层规整。

（3）回声特征：增厚的胃壁呈稍低回声。

（4）彩色血流特征：增厚的胃壁内可见少许血流信号。

（5）口服超声造影：造影剂充盈有明显激惹征象。

2. 超声鉴别诊断要点

（1）慢性胃炎：胃壁黏膜皱襞增粗、增多、增厚，呈丘状隆起，凸向胃腔，部分伴糜烂者局部黏膜面可见点片状附壁强回声，与急性胃炎较易鉴别。

（2）弥漫性胃癌：胃壁异常增厚隆起，形态不规则，内部回声较低、不均质，壁层次破坏。病变通常侵犯肌层或浆膜层，可表现壁结构紊乱、中断，浆膜回声线不规整。动态观察，有助于鉴别。

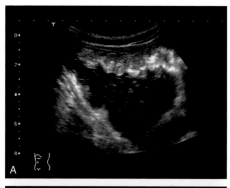

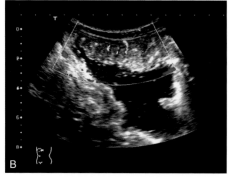

图 11-2-1　急性胃炎

A. 急性胃炎胃壁增厚,黏膜下为主,回声减低,黏膜明显不光滑;B. 急性胃炎病变胃壁血流信号增多

（3）胃淋巴瘤:胃壁弥漫增厚或肿物形成,病变起始于黏膜下层,增厚的胃壁或肿物呈低回声或极低回声,后方组织回声略增强,提高增益可见肿物内部呈多结节状,可伴胃周淋巴结肿大,有助于鉴别。

二、慢性胃炎

1. 超声典型声像图特征

（1）胃壁黏膜皱襞增粗、增多、增厚,厚径常 >6mm,但一般不超过 12mm,胃壁层次可辨(图 11-2-2)。

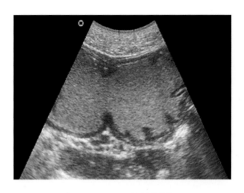

图 11-2-2　慢性胃炎

胃壁黏膜皱襞增粗、增多、增厚，胃壁层次仍可辨

（2）胃壁可呈区域性增厚，最厚径通常不超过 12mm，增厚胃壁层次可辨；可有局限性"小丘状"增厚，以黏膜下层增厚为主，为散发；亦可呈区域性变薄，黏膜皱襞变细小，甚至平坦，厚度常 <4mm，黏膜下层毛糙增厚（图 11-2-3）。

（3）胃窦壁回声减低，黏膜皱襞增多、紊乱，伴激惹和痉挛现象。

（4）幽门管出现反流现象，窦部可见暂时性反流暗区。

（5）部分伴糜烂者局部黏膜面可见点片状附壁强回声，不随胃腔内回声移动。

（6）手术后的残胃显示吻合口周围黏膜皱襞增粗、增多、增厚，厚径常 >6mm，考虑残胃炎。

（7）口服超声造影示胃炎局部病变增厚胃壁与周围正常胃壁同步增强和消退，黏膜层增强程度略高于周围黏膜层。

（8）各种类型胃炎特征：①普通型胃炎的黏膜皱襞厚径常 >6mm，<10mm，但其胃体部皱襞均比窦部厚，如相反则要考虑伴发胃窦炎。②胃窦黏膜皱襞厚径 ≥10mm 者一般提示重度胃窦炎，不考虑肥厚型胃炎。③肥厚型胃炎主要显示胃体黏膜皱襞厚径大于 9mm，小于 13mm。④萎缩型胃炎除了显示黏膜皱襞稀少，厚径 <4mm 之外，尤为重要的是结合病变壁黏膜下层的声像变化（图 11-2-4）。

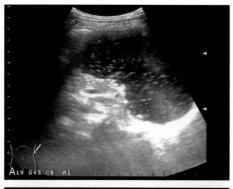

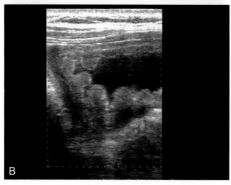

图 11-2-3 慢性浅表性胃炎超声图像

A.慢性浅表性胃炎胃壁轻度增厚黏膜面欠光整,其上可见强回声斑点;B.慢性浅表性胃炎黏膜增粗、肿胀

2. 超声鉴别诊断要点

(1) 急性胃炎:胃窦壁弥漫性呈稍低回声增厚,回声略低于慢性胃炎增厚的胃壁,抗炎治疗后声像图可恢复正常,有助于鉴别。

(2) 胃息肉:病变自胃壁黏膜层呈指状向胃腔突出,形成肿物,肿物内部回声均匀,以略低或中等回声为主,黏膜下层位于基底部前方,据此可鉴别。

(3) 胃巨黏膜皱襞症:胃壁黏膜呈多乳头状凸入胃腔,形成"琴键征",病变多位于胃体或胃底,凸入胃腔的黏膜皱襞明显增粗,厚度常 >12mm,其黏膜层完整,表面光滑,黏膜肌层明显

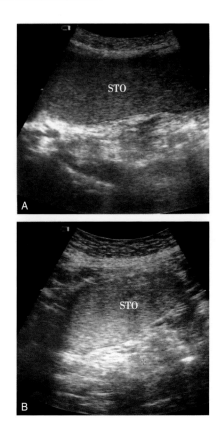

图 11-2-4   慢性萎缩性胃炎超声图像
A. 胃体部；B. 胃窦部。慢性萎缩性胃炎胃
壁变薄，黏膜表面平坦、光整

增厚，呈低回声；黏膜下层呈增强回声，边界毛糙，易于鉴别。

（4）浸润型胃癌：浸润型胃癌胃壁呈不均匀不对称性增厚隆起，胃壁结构层次破坏显示不清，黏膜面粗糙不平，呈"菜花样"改变，胃壁僵硬，胃腔狭窄，胃蠕动消失。

三、胃巨黏膜皱襞症

胃巨黏膜皱襞症又称慢性增生性胃病，是一种原因未明的黏膜及腺体增殖病。轻者无任何症状，重者表现上腹不适、食欲减退、呕吐、消瘦或上消化道出血,并可继发贫血、低蛋白血症、水肿等。

1. 超声典型声像图特征

(1) 胃壁黏膜呈多乳头状凸入胃腔,形成"琴键征",病变多位于胃体或胃底(图 11-2-5)。

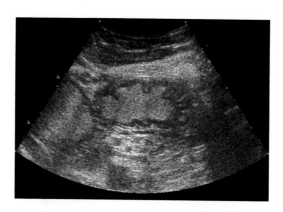

图 11-2-5 胃巨黏膜皱襞症

胃壁黏膜显著增厚,呈"琴键征"

(2) 凸入胃腔的黏膜皱襞明显增粗,厚度常 >12mm,其黏膜层完整,表面光滑,黏膜肌层明显增厚,呈低回声;黏膜下层呈增强回声,边界毛糙。

(3) 病变壁柔软,凸出的黏膜皱襞不随胃蠕动起伏而变化。

(4) 黏膜皱襞表面有糜烂者,局部可附少量增强的斑状回声。

2. 超声鉴别诊断要点

(1) 慢性胃炎:胃壁黏膜皱襞增粗、增多、增厚,厚径常 >6mm,但一般不超过 12mm,胃壁层次可辨。

(2) 胃息肉:病变自胃壁黏膜层向胃腔突出,形成肿物,肿物内部回声均匀,以略低或中等回声为主,黏膜下层位于基底部后方,有助于鉴别。

第三节 胃 间 质 瘤

胃间质瘤是一种原发于胃的非上皮性肿瘤,为不成熟的梭形细胞或上皮样细胞过度增殖形成,多发于胃体或胃窦部。

1. 超声典型声像图特征

(1) 胃壁内局限性肿物,起始于黏膜下固有肌层,呈圆状,少数可呈分叶状或不规则状。

(2) 良性间质瘤直径一般 <5cm,呈均匀低回声,向腔内生长,界清,部分黏膜面可伴溃疡凹陷。

(3) 根据肿瘤的生长位置与趋势,表现为腔内型、壁间型和腔外型(图 11-3-1~ 图 11-3-6)。

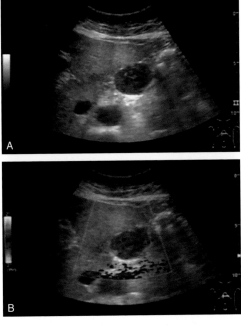

图 11-3-1 胃间质瘤常规超声图像

A. 左肝与胃之间可见低回声肿块,边界清,紧邻左肝外叶;B.低回声内可见点状血流信号

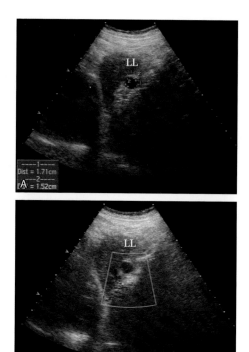

图 11-3-2　胃间质瘤常规超声图像

A. 左肝与胃之间可见低回声结节,边界清;

B. 低回声内未见明显血流信号

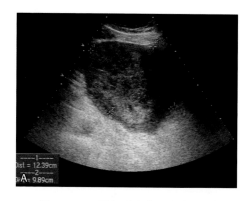

图 11-3-3　胃间质瘤常规超声图像

A. 左肝与胃之间可见巨大低回声肿块,边界欠清

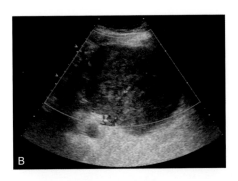

图 11-3-3(续)

B. 低回声内可见点线状血流信号

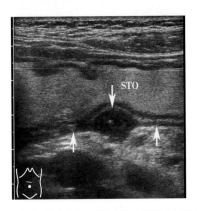

图 11-3-4 胃间质瘤(壁间型)(箭头所示)灰阶超声图像

STO:胃腔

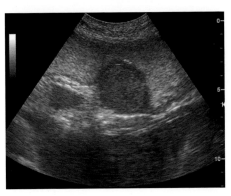

图 11-3-5 胃间质瘤(腔外型)灰阶超声图像

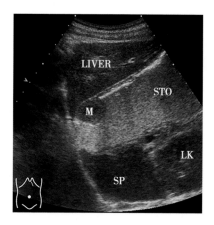

图 11-3-6　胃间质瘤(腔内型)灰阶超声图像

(4) CDFI 显示血流信号多丰富,也可表现为稀疏的血流信号或无血流信号,肿瘤周边或内部可见条状动脉血流信号,有时可探及伴行静脉血流。

(5) 超声造影:良性胃间质瘤超声造影表现为与周围胃壁组织几乎同步增强,增强早期病灶周边可见稍高于胃壁组织的环状增强,增强晚期与胃壁组织同步消退。恶性胃间质瘤超声造影表现为"快进快出"型,增强早期病灶增强早于胃壁组织,多表现为不均匀增强,肿瘤内部可见无增强区,病灶周边环状增强中断或消失,增强晚期病灶消退多早于胃壁组织,最终消退为不均匀低增强或无增强。

(6) 伴以下征象者需考虑恶性病变可能:

1) 起始于胃壁肌层的肿物较大,直径 >5cm。

2) 肿物形态不规则,外缘略毛糙,内部回声不均匀,可见液化的无回声区,部分伴有少量不规则强回声。

3) 肿物黏膜面常伴较大溃疡,形态不规整,可与液化区贯通,形成假腔。

4) 注意瘤体周边胃壁层次结构的辨认及浆膜层的完整性,显示不清晰时应嘱患者深呼吸或加压探头,显示有无与周围组织相对移动征象,以明确周围有无浸润粘连。

5）超声双重造影肿瘤内部呈不均匀增强。

6）肝脏或周围淋巴结可以出现转移病灶。

2. 超声鉴别诊断要点

（1）胃淋巴瘤：胃壁弥漫增厚或肿物形成，病变起始于黏膜下层，增厚的胃壁或肿物呈低回声或极低回声，易于鉴别。

（2）胃癌：病变的胃壁异常增厚隆起，呈低回声，形态不规则，胃壁层次破坏，病变通常侵犯肌层或浆膜层，可表现为壁结构紊乱、中断，浆膜不规整。伴溃疡者黏膜面可呈"多峰征"与"多凹征"，胃腔狭窄，胃蠕动跳跃、减弱或消失，易于鉴别。

（3）胃息肉：肿物自胃壁黏膜层向胃腔突出，内部回声均匀，以略低或中等回声为主，黏膜下层位于基底部后方，有助于鉴别。

第四节　胃　　癌

胃癌是起源于胃黏膜上皮细胞的恶性肿瘤，可发生于胃的任何部位，半数以上发生于胃窦部、胃小弯及前后壁，其次为贲门部。根据癌组织浸润深度分为早期胃癌和进展期胃癌。

1. 超声典型声像图特征

（1）早期胃癌：显示胃壁局限性低回声隆起或增厚，形态不一，周缘毛糙，一般起始于黏膜层，当侵犯黏膜下层时，局部回声可出现断续现象。病变黏膜面也可呈"小火山口"样征象。依据早期胃癌的病理分型，超声也可分为隆起型、表浅型和凹陷型（图11-4-1）。

（2）进展期胃癌：病变的胃壁异常增厚隆起，形态不规则，内部回声较低、不均匀，壁层次破坏，病变通常侵犯肌层或浆膜层，可表现壁结构紊乱、中断，浆膜不规整。通常胃壁隆起最大范围 >5.0cm，厚度 >1.5cm，黏膜面显示"多峰征"与"多

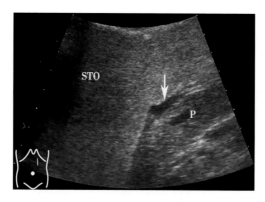

图 11-4-1 早期胃癌灰阶超声图像

胃壁局部增厚,层次消失(箭头所示);STO:胃腔,
P:胰腺

凹征",胃腔狭窄,胃蠕动跳跃、减弱或消失。根据进展期胃癌
的不同类型,超声造影声像图通常可分为肿块型、溃疡型和浸
润型(图 11-4-2,图 11-4-3)。

(3)残胃癌:声像图表现与进展期胃癌基本类似,主要显
示胃壁低回声肿物或增厚隆起,内部回声不均匀,层次破坏,
吻合口变形,胃腔不同程度狭窄,黏膜面不规整,出现凹陷或

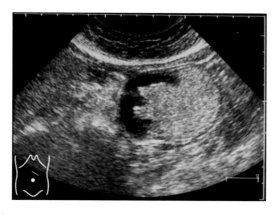

图 11-4-2 进展期胃癌(溃疡型)灰阶超声图像

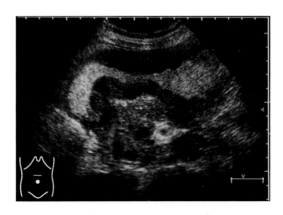

图 11-4-3 进展期胃癌(弥漫浸润型)灰阶超声图像

凸出。

(4)胃癌转移征象

1)淋巴结转移:显示胃旁及周围淋巴结转移,出现单结节型、多结节型或融合型的淋巴结肿大。

2)直接扩散:癌肿蔓延浸润到肝脏、胰腺网膜和腹壁,声像图显示胃壁浆膜回声线破溃、中断,癌肿与邻近器官分界模糊,并发生粘连,局部出现异常肿物等。

3)远处转移:可经门静脉转移到肝脏,也可转移至肺、骨、脑等处。肝转移常为多发性,典型声像图呈"靶环样"表现。

4)种植性转移:显示腹膜异常结节、卵巢肿物、肠粘连及腹水等。

2. 超声鉴别诊断要点

(1)胃淋巴瘤:胃壁弥漫增厚或肿物形成,病变起始于黏膜下层,增厚的胃壁或肿物呈低回声或极低回声,回声略低于胃癌,后方组织回声略增强,提高增益可见肿物内部呈多结节状,声像图与进展期胃癌难以鉴别,可行胃镜活检病理诊断鉴别。

(2)胃间质瘤:肿物起始于黏膜下固有肌层,呈圆状,少数可有分叶状和不规则状,按肿瘤的生长位置与趋势,表现为腔内型、壁间型和腔外型,胃癌主要需与腔内型间质瘤相鉴别,可局部放大图像,观察肿物是否起始于胃壁肌层,有助于鉴别,而壁间型和腔外型易于鉴别。

（3）胃巨黏膜皱襞症:病变多位于胃体或胃底,凸入胃腔的黏膜皱襞明显增粗,厚度常 >12mm,其黏膜层完整,表面光滑,黏膜肌层明显增厚,呈低回声;黏膜下层呈增强回声,边界毛糙,易于鉴别。

第五节　上消化道溃疡

95% 以上的上消化道溃疡发生于胃和十二指肠球部,又称为胃十二指肠球部溃疡。临床表现为慢性、周期性、节律性中上腹部疼痛。

1. 超声典型声像图特征

（1）胃溃疡:发生于胃小弯侧的胃溃疡,超声上表现为局部胃壁增厚,中央见凹陷性缺损,内嵌有强回声（图11-5-1）。溃疡周围的胃黏膜层水肿增粗。幽门管溃疡表现为局限性壁增厚,伴排空延迟,可出现幽门痉挛、幽门管狭窄和胃潴留。

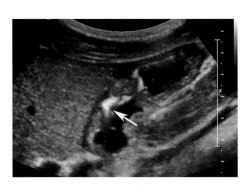

图 11-5-1　胃溃疡灰阶超声图像

局部胃壁增厚,中央见凹陷性缺损,内嵌有强回声（箭头所示）

（2）十二指肠溃疡：十二指肠溃疡主要发生于球部，典型超声表现为十二指肠球部"火山口"样凹陷，凹陷底部表面呈强回声；十二指肠球部可变形呈三叶形或葫芦形，十二指肠激惹，蠕动方向可改变。

2. 超声鉴别诊断要点

（1）胃溃疡需与恶性溃疡（溃疡型胃癌）鉴别。原则上超声不宜作为鉴别溃疡良恶性的主要手段。在随访中若出现溃疡短期内迅速增大，或凹陷缩小而周围隆起明显增厚扩大，应高度警惕溃疡恶变。

（2）胃溃疡与正常胃壁局部气体或黏液鉴别。正常胃壁局部的气体或黏液附着时，也可呈强回声，加压探头或改变体位可消失。而胃溃疡底部的强回声不会消失。

（3）十二指肠球部溃疡需要与十二指肠球炎鉴别。十二指肠球炎超声表现为球部变形，壁增厚回声增强，两者鉴别较困难。

第六节　肠道肿瘤

大肠癌是常见的恶性肿瘤，包括结肠癌和直肠癌，临床表现为大便习惯改变、腹痛、便血、腹部包块、肠梗阻等。小肠的良性肿瘤有平滑肌瘤、脂肪瘤和腺瘤，恶性肿瘤中以淋巴瘤较多见，可发生于小肠的任何部位。

1. 超声典型声像图特征

（1）结直肠癌：肠壁局限性增厚或不规则肿物，分层消失，管壁僵硬无蠕动（图11-6-1A），横切扫查呈"假肾征"（图11-6-1B）。

（2）肠道淋巴瘤：小肠、肠道回盲部、直肠、结肠广泛受累。典型声像图表现为肠道管壁较大范围增厚，回声极低，质地相对偏软，可有蠕动，周围淋巴结肿大（图11-6-2）。

（3）肠道间质瘤：小肠壁内生性或外生性肿物，与管壁关系密切，其边界清楚，常见包膜回声，较大者内部回声不均匀

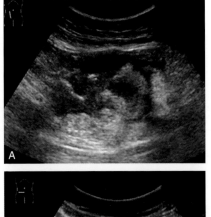

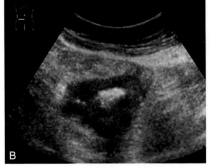

图 11-6-1 结肠癌灰阶超声图像

A、B.升结肠局部肠壁呈非均匀性增厚,层次结构消失;B.示横切面"假肾征"

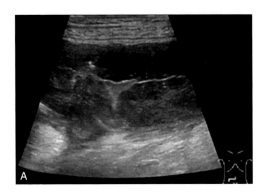

图 11-6-2 肠道淋巴瘤常规超声图像

A.右下腹肠壁增厚,呈极低回声肿物,回声均匀

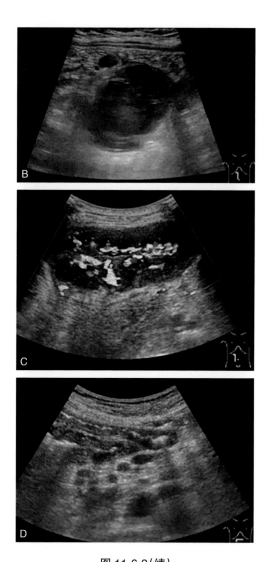

图 11-6-2(续)

B. 右下腹肠壁增厚,呈极低回声肿物,回声均匀;
C. 肿物内血流丰富;D. 腹腔多发肿大淋巴瘤

（图 11-6-3）。肿物处肠道黏膜多完整光滑,内部一般不会出现气体回声。

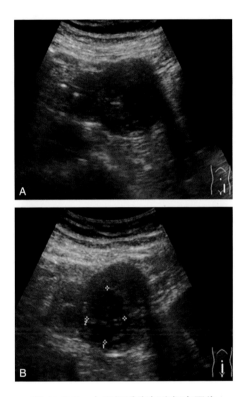

图 11-6-3 小肠间质瘤灰阶超声图像

A. 左下腹腔实性肿物,边界清楚,活动度大;
B. 肿物回声不均匀,内见液化坏死区。手术病理证实为小肠外生型间质瘤

2. 超声鉴别诊断要点

（1）结直肠癌的鉴别诊断

1）炎性肠病:与肿瘤相比,累及肠道范围要更广（常长于10cm）,并可累及多段肠管。肠壁增厚程度较肿瘤轻,严重时也可分层消失,但比较均匀,僵硬度不高。炎症可累及肠管周围,肠周脂肪组织增厚。

2) 肠结核：好发于回肠末端、盲肠和升结肠。与结肠癌症状相似，但全身症状更加明显，如午后低热或不规则发热、盗汗、消瘦乏力。超声上与结肠癌难以鉴别，管腔狭窄较明显，但腹水相对较多，出现较早，可作为参考。

3) 淋巴瘤：好发于回肠末端和盲肠、升结肠。黏膜相对比较完整，出血较少见。超声上也表现为肠壁增厚或形成肿物。与结肠癌相比，病灶回声更低，肠腔狭窄和肠梗阻发生率低。

4) 回盲部晚期癌局部常发生坏死溃烂和感染，易误诊为阑尾脓肿。在包块中发现尚未破坏的阑尾管状结构有助于明确诊断。

(2) 肠道淋巴瘤的鉴别诊断

1) 胃癌、结直肠癌发病年龄相对较大，管壁受侵范围一般较淋巴瘤小，更倾向于向外浸润，僵硬突出，易出现管腔狭窄。另外淋巴瘤胃周、肠周淋巴结肿大比癌要多见。

2) 胃肠道间质瘤多表现为向腔外生长的肿块，多为孤立肿物，常有中心坏死，淋巴结转移少见。

3) 克罗恩病一般为肠道多节段性病变，长度范围较广，常致肠梗阻。周围肠系膜内可有淋巴结肿大，但体积一般较小。

(3) 肠道间质瘤的鉴别诊断：胃癌或结肠癌多呈浸润性生长，致管壁不规则增厚，并且僵硬，易导致胃肠道梗阻。而肠道间质瘤多垂直于胃肠道管壁生长，具有体积大但附着点局限的特点，一般不影响胃肠道蠕动功能，很少发生梗阻。此外，肠道间质瘤以血行转移为主，肝脏转移多见，其次为种植转移。而胃癌、结肠癌常首先发生淋巴结转移。

第七节　肠　梗　阻

任何原因引起的肠内容物通过障碍，统称为肠梗阻，根据梗阻原因分为机械性肠梗阻、动力性肠梗阻、血运性肠梗阻。

临床表现为"痛、吐、胀、闭"。

1. 超声典型声像图特征

(1) 肠管扩张伴积气、积液,梗阻肠袢,小肠内径 >3cm,大肠内径 >5cm,并可显示扩张肠管内的液体、气体及肠内容物,呈无回声、低回声及点状强回声(图 11-7-1),肠壁黏膜皱襞水肿、增厚,呈"鱼刺征",可见气液平面(图 11-7-2)。

(2) 机械性肠梗阻时,扩张的肠管壁及黏膜皱襞水肿增厚,其上端肠管蠕动亢进,伴有肠腔内液体无回声及气体点状

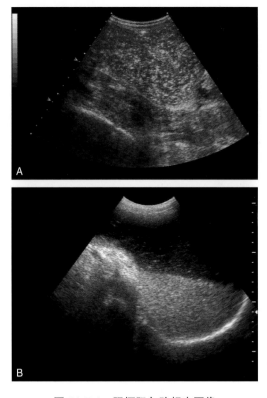

图 11-7-1　肠梗阻灰阶超声图像

A. 腹腔内可见扩张的肠管回声,其内可见密集细点样强回声;B. 腹腔内探及多处扩张的肠管回声,其内充满点状强回声及液性暗区

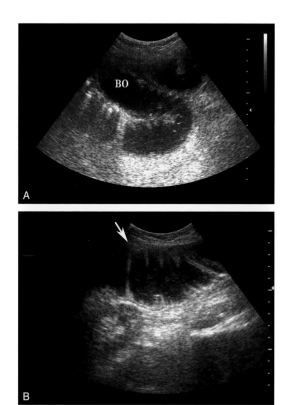

图 11-7-2 肠梗阻灰阶超声图像

A、B. 腹腔内可见扩张的肠管回声,其内充满液性暗区,呈"鱼刺征"(箭头所示)

BO:肠

强回声的往返流动和漩涡流动。

(3) 麻痹性肠梗阻时肠管蠕动波消失,肠腔以积气为主,积液较少。

(4) 血运性肠梗阻肠蠕动由强变弱,至无蠕动,肠壁大范围水肿增厚,肠腔相对变窄。

2. **超声鉴别诊断要点** 超声检查显示肠管扩张伴积气、积液,呈"鱼刺征",结合临床腹痛、呕吐、腹胀、停止排气或排便等症状,不难诊断。肠肿瘤表现为肠壁增厚呈"假肾征"或

"靶环征"。肠套叠表现为多条线状稍强回声呈同心圆征、套筒征。

第八节　肠　套　叠

肠套叠是指一段肠管套入与其相连的肠腔内,并导致肠内容物通过障碍。分为原发性和继发性。原发性多发生于婴幼儿。

1. 超声典型声像图特征　表现为腹部包块,短轴切面呈同心圆征,长轴切面呈套筒征(图 11-8-1)。有时可在套入部顶端发现肿瘤。病变近端可有肠梗阻表现。

2. 超声鉴别诊断要点　应与肠道肿瘤鉴别。后者起病慢,病程长,超声上多表现为"假肾征"。

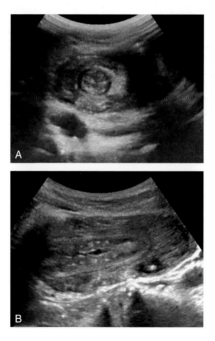

图 11-8-1　肠套叠灰阶超声图像

A.短轴切面呈同心圆征;B.长轴切面呈套筒征

第九节　急性阑尾炎

急性阑尾炎是最常见的急腹症之一,青壮年多见。可分为急性单纯性阑尾炎、急性化脓性阑尾炎、坏疽性及穿孔性阑尾炎和阑尾周围脓肿。

1. 超声典型声像图特征

（1）阑尾肿胀:外径成人≥7mm,儿童≥6mm,阑尾壁厚≥3mm。

（2）阑尾纵切面呈不可压缩的盲管状结构,横切面呈同心圆征,部分也可呈卵圆形或不规则形,中央无回声为积液或积脓（图 11-9-1）。加压检查时,局部压痛明显。

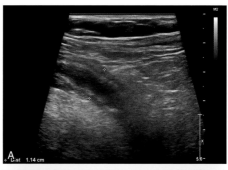

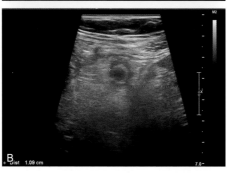

图 11-9-1　急性阑尾炎灰阶超声图像

A. 纵切面肿大阑尾呈盲管状结构(星号);B. 横切面肿大阑尾呈同心圆征(星号)

（3）急性单纯性阑尾炎：阑尾呈长条状或"蚯蚓状"管状结构，阑尾壁层次结构比较清晰完整（图 11-9-2）。

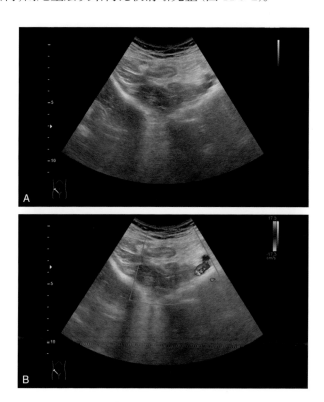

图 11-9-2　急性单纯性阑尾炎常规超声图像

A. 阑尾轻度肿大呈盲管状腊肠形，边界清晰、规则，阑尾壁层次较清晰；B. CDFI 显示阑尾壁无明显血流信号

（4）急性化脓性阑尾炎：阑尾明显肿大，阑尾壁不均匀或不规则增厚，阑尾壁层次结构不清晰，阑尾腔积液或积脓，呈低回声或无回声（图 11-9-3）。

（5）坏疽性及穿孔性阑尾炎：阑尾形态明显失常，阑尾壁黏膜界面回声或其他管壁层次结构不清晰，阑尾腔回声强弱不等，阑尾与周围组织粘连，界限不清。阑尾穿孔时阑尾壁连续性中断，阑尾区出现不规则低回声、无回声或强回声（图 11-9-4）。

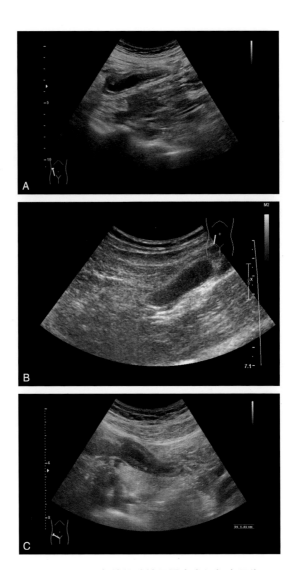

图 11-9-3 急性化脓性阑尾炎常规超声图像
A. 阑尾壁不均匀增厚,阑尾腔扩张、积液;B. 阑尾腔增大,积液明显,呈囊状,阑尾壁层次结构不清晰;C. 阑尾结构不清,阑尾壁不规则、不均匀增厚

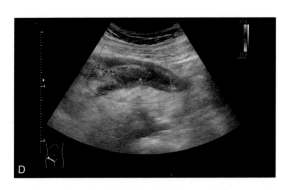

图 11-9-3(续)

D. CDFI 显示增厚阑尾壁点状血流信号

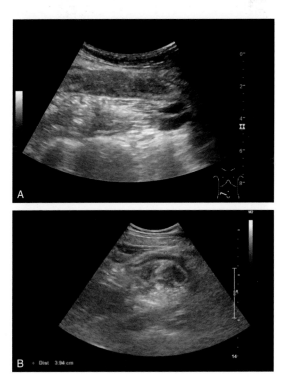

图 11-9-4　坏疽性及穿孔性阑尾炎灰阶超声图像

A. 阑尾壁回声不均匀,呈"蜂窝状",与周围组织分界不清;B. 阑尾壁结构不清、部分连续性中断

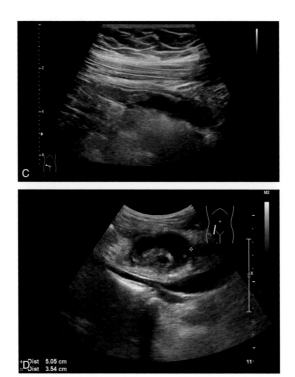

图 11-9-4（续）

C. 阑尾腔近段粪石梗阻,远段管腔扩张、积液,远段管壁层次不清、不完整;D. 阑尾穿孔,阑尾周围包裹性无回声积液(星号)

（6）阑尾周围脓肿:阑尾穿孔后可形成阑尾周围脓肿,脓肿轮廓模糊、边缘不规则,内部回声不均匀、可见低回声或无回声(图 11-9-5)。

（7）阑尾腔粪石:阑尾腔见强回声,后方伴声影(图 11-9-6)。

（8）阑尾周围脂肪等组织:阑尾周围脂肪组织、肠系膜及网膜组织因感染而增厚、回声增强。CDFI 可显示阑尾周围脂肪等组织血流信号增加(图 11-9-7)。

（9）阑尾血流:CDFI 可显示部分炎性阑尾血流信号增加(图 11-9-8)。

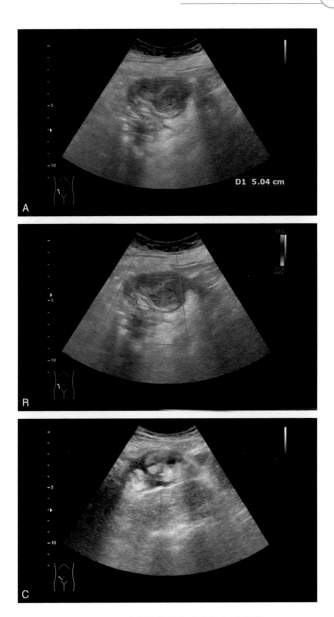

图 11-9-5 阑尾周围脓肿常规超声图像

A. 脓肿轮廓模糊、边缘不规则、内部回声不均匀（星号）；B. CDFI
显示阑尾壁点状血流信号；C. 脓肿回声不均匀，可见无回声、低
回声和强回声

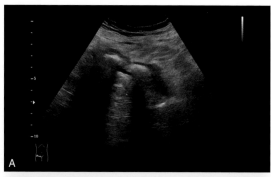

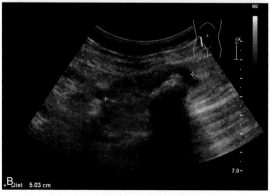

图 11-9-6 阑尾腔粪石灰阶超声图像

A. 阑尾腔多发强回声伴声影；B. 阑尾周围脓肿内强回声伴声影

（10）相邻回肠或盲肠黏膜增厚。

（11）患儿常伴有肠系膜淋巴结肿大。

2. 超声鉴别诊断要点

（1）回盲部扩张肠管：含液性扩张肠管管腔内径较大，可压闭，动态观察可见蠕动和环状皱襞，并与上下端肠管连通。

（2）右侧宫外孕或黄体囊肿破裂：患者为育龄女性，宫外孕者多有停经史，无转移性右下腹痛。无回声或混合回声包块以盆腔为主，穿刺包块可抽出不凝固血液。

（3）胆囊或上消化道穿孔：穿孔部位出现不规则囊性或囊

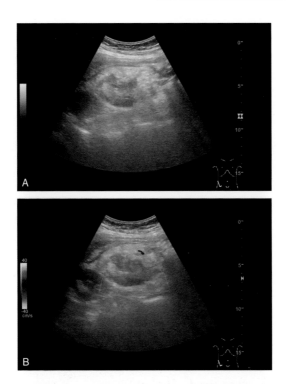

图 11-9-7 阑尾周围脂肪组织常规超声图像

A. 阑尾炎周围脂肪组织增厚、回声增强;B. CDFI 显示增强脂肪组织内点状血流信号

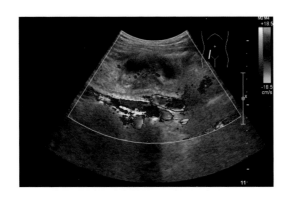

图 11-9-8 阑尾周围脓肿 CDFI 图像

CDFI 显示阑尾壁血流信号增加

实性压痛性包块,而阑尾部位无明显包块。

(4) 其他:如与回盲部肿瘤、结核、肠套叠和克罗恩病等相鉴别。

第十节　慢性阑尾炎

慢性阑尾炎临床表现为反复发作的右下腹疼痛和局部压痛。

1. 超声典型声像图特征　阑尾增粗、形态失常,阑尾壁不均匀、不规则增厚,回声减低,阑尾腔变细,不均匀(图 11-10-1)。部分可在阑尾尖部形成囊性包块,即黏液囊肿(图 11-10-2)。

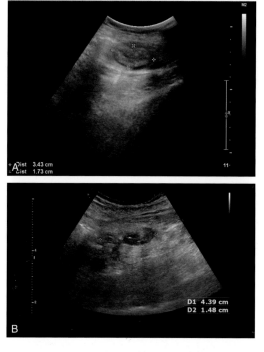

图 11-10-1　慢性阑尾炎灰阶超声图像

A. 阑尾增粗,阑尾壁增厚,阑尾腔细窄(星号);B. 阑尾增粗,阑尾壁增厚、回声不均匀,阑尾腔不清晰(星号)

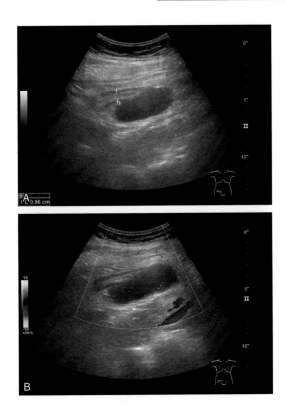

图 11-10-2　慢性阑尾炎常规超声图像

A. 阑尾尖部无回声囊性包块;B. CDFI 显示阑尾尖部囊性包块无血流信号

2. 超声鉴别诊断要点　本病主要与右侧输尿管结石、肠系膜淋巴结炎、盲肠病变和女性右侧附件病变等进行鉴别。

第十一节　克 罗 恩 病

克罗恩病(Crohn's disease)以回肠末端最常见,以慢性病变多见,临床表现为反复发作的腹痛、腹泻和肠梗阻,其他并发症有消化道出血、腹腔脓肿和肠穿孔等。

1. 超声典型声像图特征

（1）病变肠壁呈节段性增厚，增厚的肠壁厚度在1.5cm以内，多呈均匀性或结节状低回声，病变肠腔呈不规则狭窄（图11-11-1A、B、C）。其近端肠管常伴扩张。

（2）病变肠管周围肠系膜淋巴结肿大（图11-11-1D）。

（3）瘘管形成时，可显示病变肠管周围脓肿形成（图11-11-2）。

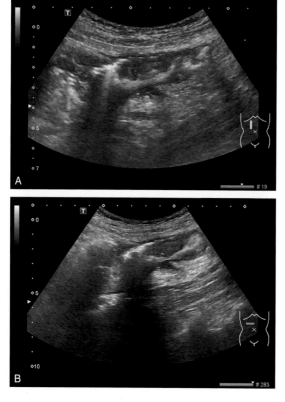

图11-11-1　克罗恩病常规超声图像

A.小肠肠壁呈较均匀的低回声增厚，增厚段肠腔狭窄；

B.小肠肠壁呈结节状低回声增厚，增厚段肠腔狭窄

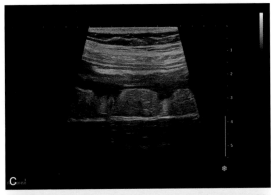

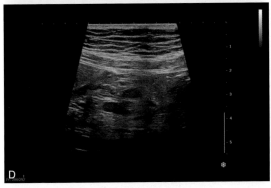

图 11-11-1(续)

C.回肠末段肠壁呈低回声节段性增厚,病变部位肠腔
狭窄;D.病变部位肠系膜多发肿大淋巴结

2. 超声鉴别诊断要点　应与肠壁增厚性疾病如肠道
肿瘤、肠套叠、肠结核、非特异性溃疡性结肠炎、阑尾炎性肿
块和腹腔脓肿等鉴别。诊断困难时,可结合 X 线和纤维
结肠镜检查;必要时可在超声或内镜引导下穿刺活检明确
诊断。

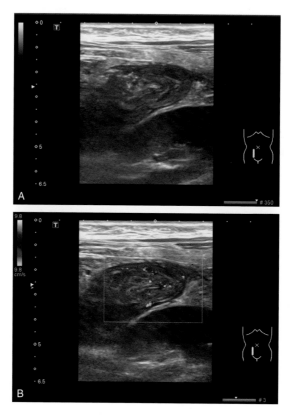

图 11-11-2　克罗恩病常规超声图像

A. 回盲部瘘管致肠管周围慢性炎性包块形成,近段肠管扩张积液;B. CDFI 显示慢性炎性包块较丰富血流信号

第十二节　贲门失弛缓症

本病可导致食管显著扩张和食管壁继发性肥厚、炎症、憩室、溃疡或癌变。临床表现为吞咽困难,早期呈间歇性,后期为持续性,伴剑突下或胸骨后疼痛及食物反流。

1. 超声典型声像图特征

(1) 空腹时显示食管下段和贲门连接处长轴切面呈"鸟

嘴状"或"尖嘴状"管状结构,短轴切面呈增大的环状结构,外形规整。食管下段管腔扩张,内容物潴留。

(2)饮水后食管下段明显扩张,贲门开放不能,内容物通过不畅、潴留。

(3)局部贲门壁可均匀性轻度增厚,厚度多 <1.0cm,黏膜光滑、完整,贲门壁结构层次清晰。

(4)受检者饮水吞咽超声实时观察,食管蠕动增强,部分液体可通过贲门进入胃,部分成漩涡或反流。

2. 超声鉴别诊断要点　本病主要与贲门癌鉴别。贲门癌声像图主要表现为贲门部壁不规则增厚,厚度多 >1.0cm,壁层次结构不清、回声不均匀,并向周围呈浸润性生长,局部管腔狭窄,而食管扩张程度较轻,晚期可见转移征象。

参考文献

1. Jane Bates.Abdominal ultrasound:How what and when［M］.3rd ed.New York:Churchill Livingstone,2011.

2. Berthold Block.Abdominal ultrasound:Step by step［M］.3rd ed. New York:Thieme Medical Publishers,2015.

3. 崔立刚,王金锐.超声正常值测量备忘录［M］.2版.北京:科学出版社, 2018.

4. 任卫东,常才.超声诊断学［M］.3版.北京:人民卫生出版社,2013.

5. 王正滨,唐杰,杨斌等.泌尿生殖系统疾病超声诊断与鉴别诊断学 ［M］.北京:人民卫生出版社,2010.

6. 周永昌,郭万学.超声医学［M］.6版.北京:人民军医出版社,2011.

7. 中国医师协会超声医师分会.腹部超声检查指南［M］.北京:人民军 医出版社,2014.

8. 丁文龙,王海杰.系统解剖学［M］.3版.北京:人民卫生出版社, 2016.

9. 国家卫生计生委能力建设和继续教育中心.超声医学专科能力建设 专用初级教材——腹部分册［M］.北京:人民卫生出版社,2016.

10. Rumack CM,Wilson SR,Charboneau JW,et al.Diagnostic ultrasound ［M］.北京:人民军医出版社,2007.